球囊肺血管成形术在CTEPH中的应用

Balloon pulmonary angioplasty in patients with CTEPH

主　编　〔意〕弗朗切斯科·萨亚（Francesco Saia）

　　　　〔意〕纳扎雷诺·加利（Nazzareno Galiè）

　　　　〔日〕松原広己（Hiromi Matsubara）

主　审　柳志红

主　译　罗　勤　赵智慧

北　京

图书在版编目（CIP）数据

球囊肺血管成形术在CTEPH中的应用 / （意）弗朗切斯科·萨亚（Francesco Saia），（意）纳扎雷诺·加利（Nazzareno Galiè），（日）松原広己（Hiromi Matsubara）主编；罗勤，赵智慧译. —北京：中国协和医科大学出版社，2024.5

书名原文：Balloon pulmonary angioplasty in patients with CTEPH

ISBN 978－7－5679－2355－3

Ⅰ.①球… Ⅱ.①弗… ②纳… ③松… ④罗… ⑤赵… Ⅲ.①肺动脉－成形术－基本知识 Ⅳ.①R655.3

中国国家版本馆CIP数据核字（2024）第004568号

著作权合同登记号：图字01－2024－0468号

First published in English under the title
Balloon pulmonary angioplasty in patients with CTEPH
edited by Francesco Saia, Nazzareno Galiè and Hiromi Matsubara, edition: 1
Copyright © Springer Nature Switzerland AG, 2022
This edition has been translated and published under licence from
Springer Nature Switzerland AG.

主　　编　〔意〕弗朗切斯科·萨亚（Francesco Saia）〔意〕纳扎雷诺·加利（Nazzareno Galiè）〔日〕松原広己（Hiromi Matsubara）

主　　译　罗　勤　赵智慧

责任编辑　李元君　赵　薇

封面设计　邱晓俐

责任校对　张　麓

责任印制　黄艳霞

出版发行　中国协和医科大学出版社
　　　　　（北京市东城区东单三条9号　邮编100730　电话010－65260431）

网　　址　www.pumcp.com

印　　刷　北京天恒嘉业印刷有限公司

开　　本　710mm×1000mm　1/16

印　　张　11

字　　数　160千字

版　　次　2024年5月第1版

印　　次　2024年5月第1次印刷

定　　价　108.00元

主　审　柳志红

主　译　罗　勤　赵智慧

译　者　（按姓氏笔画排序）

李　欣　杨　涛　张　毅　罗　勤　赵　青

赵智慧　胡美曦　段安琪　晏　露　奚群英

高璐阳　黄志华　章思铖　曾绮娴

学术秘书　王一佳　李思聪

回到20世纪80年代，在意大利研究慢性肺部疾病患者的血流动力学时，我们遇到了一名严重肺动脉高压患者，他的病情很难用相对轻度的慢性阻塞性肺疾病（COPD）来解释。尽管他没有急性肺栓塞的病史，但核素肺通气/灌注显像显现出多个且较大的灌注缺损。当时CT扫描尚未发明，而标准的肺部造影在存在严重肺动脉高压的情况下被认为是禁忌。

几年后，我意识到这可能是我见过的第一位慢性血栓栓塞性肺动脉高压（CTEPH）患者。我是通过阅读加利福尼亚大学圣迭戈分校早期关于手术治疗这类病例的报道才意识到的。老实说，我当时无法相信这种治疗手段可能成功。如何才能将肺动脉血管床的大片内膜剥脱，将中膜层暴露在血流中，而不会立即引起有害的血栓形成呢？在开胸手术的情况下，我们怎么能进行适当的抗凝或溶栓治疗呢？然而，进行这些极其困难的手术的外科医生所报道的并非虚言。我们要感谢这些医生拯救了许多患者的生命，使他们重获幸福。

不过，同一群外科医生却在无意中延缓了CTEPH另一个重要的治疗选择——经皮导管介入的发展。他们有很多理由不鼓励介入医生进行治疗，因为他们已经在术中看到CTEPH患者在肺动脉内存在着坚固且广泛的血栓后沉积物，需要通过肺动脉内膜剥脱术（PEA）费力地从许多大大小小的肺动脉分支中将之除去，以实现血流动力学的改善。这似乎无法通过除了内膜剥脱术之外的任何其他方法来实现。

因此，尽管荷兰专家在1988年报道了首次尝试进行球囊肺血管成形术（BPA）来治疗CTEPH并取得了成功。2001年发表的美国系列病例也表现出良好的治疗前景，但在PEA手术蓬勃发展的国家中，这个领域仍然没有取得实质性进展。

如果不是我们的日本同行，我们将还需要多久才能意识到BPA的重要性？他们在短时间内就准备好接待世界上最杰出的CTEPH专家代表团，并向代表团成员展示了BPA所能取得的成就。这项成就对临床医学的巨大贡献在这本专著中得以体现。这是第一部关于BPA作为CTEPH治疗选择的国际专著，其详尽地介绍了BPA各个方面的知识。

同医学领域的所有发明一样，新的理念非常重要，但只有当它们被转化为在世界范围内传播的临床实际应用时，才能真正发挥作用。这本书无疑将有助于传播BPA的相关知识，但同时也应该提醒我们记住那些不断努力确定BPA在CTEPH治疗策略中的角色，为我们的患者提供最大益处的先驱和推动者，其中也包括这本专著的编写者们。

Adam Torbicki

波兰奥特沃茨克研究生医学教育中心

肺循环、血栓栓塞性疾病及心脏病科

衷心感谢您选择阅读本书。作为本书的主译者，我深感荣幸能够将由 Francesco Saia、Nazzareno Galiè 以及 Hiromi Matsubara 教授们的著作 *Balloon pulmonary angioplasty in patients with CTEPH* 翻译呈现给国内读者，让更多人受益并深入了解慢性血栓栓塞性肺动脉高压（chronic thromboembolic pulmonary hypertension，CTEPH）的诊断与治疗。

CTEPH 是机化的血栓长期阻塞肺动脉导致血流重新分布和肺微血管床重构的一种慢性进展性疾病，属于肺动脉高压的第四大类，重症患者可能发生右心衰竭，甚至死亡。CTEPH 早期症状缺乏特异性，存在误诊率、漏诊率高和临床医生认识不足等问题。据不完全统计，CTEPH 总体年患病率为（3.2～50）/100 万，不同国家和种族之间可能存在轻微差异。在各大肺动脉高压诊疗中心，CTEPH 患者约占所有肺动脉高压患者人数的 20%。因此，深入了解 CTEPH 对于提高我国临床医师对该疾病的认识水平至关重要。这将有助于改善 CTEPH 的防治现状，改善患者的转归结果，并减轻疾病的负担。

本书旨在为广大医学专业人士、研究者和对 CTEPH 感兴趣的读者提供全面而深入的学术知识和参考资料。我们将从多个方面深入探讨 CTEPH 的重要内容，包括其流行病学特征、危险因素、病理生理学特点、发病机制以及诊断和治疗方法等。同时，我们还将介绍目前常用的诊断方法和技术，包括临床评估、影像学检查和肺动脉造影等，以及多种治疗策略（包括药物治疗、介入治疗和外科手术）的原理和适应证等方面内容，以促进对 CTEPH 的认识和提高其诊断与治疗水平。

本书由北京市自然科学基金（7202168）、中国医学科学院医学与健康科技创新工程（2020-I2M-C & T-B-055；2021-I2M-C & T-B-032）、中央高水平医院临床科研业务费资助项目（2022-GSP-GG-35）和国家重点研发计划（2023YFC2507203）资助出版。在本书的翻译过程中，我们力求准确、全面地呈现最新的循证医学证据、研究成果和临床实践经验。然而，由于时间有限，难免存在一些错漏之处。欢迎广大读者给予宝贵的意见和建议，共同改进和完善本书内容。

最后，再次感谢Francesco Saia、Nazzareno Galiè和Hiromi Matsubara教授们的贡献，以及所有在CTEPH领域做出贡献的医学专家和研究人员们。正是他们的努力和奉献，才使得我们对这个疾病有了更深入的认识，并取得了许多重要的突破。

衷心希望本书能为您提供有益的信息和启发。感谢您的阅读和支持！

罗　勤

中国医学科学院阜外医院

2024年1月

目 录

第 1 章

慢性血栓栓塞性肺动脉高压的流行病学和病理生理学

1.1　慢性血栓栓塞性肺动脉高压的流行病学

慢性血栓栓塞性肺动脉高压（CTEPH），在国际指南中被归类为肺动脉高压（PH）中的第4大类，是一种进行性的阻塞性肺动脉重塑，通常由单次或多次静脉血栓栓塞（VTE）造成。事实上，3/4的CTEPH患者有急性肺栓塞（PE）病史，34%的患者有一次以上的VTE病史。仅有少数患者在入院前没有VTE病史。CTEPH诊断时的中位年龄为63岁，男女比例相当，罕有儿童发生CTEPH。

根据疾病的发展情况，CTEPH的流行病学调查通常有两种途径：①评估在诊断急性PE后CTEPH的累积发病率；②根据纳入CTEPH患者的全国PH患者登记数据估计CTEPH的全人群发病率。

1.2　急性肺栓塞后发生CTEPH的风险

研究报道的PE急性期后CTEPH的发病率在不同人群中存在较大差异，从0.1% ～ 11.8%。这种变异性反映了不同研究在患者选择、CTEPH诊断策略和其他方法学上存在差异（表1.1）。许多既往研究的主要局限性是未能按照诊断指南通过右心导管确诊PH。在一项采用右心导管检查研究的荟萃分析中，CTEPH在所有患者中的综合发生率为0.56%（95%CI，0.1% ～ 1.0%），在PE幸存者中为3.2%（95%CI，2.0% ～ 4.4%）。

表1.1　研究报告的CTEPH发病率不一致的原因

患者选择标准	● 有症状的PE病例
	● 排除患者群体：
	－ 患有与PH相关的共病（如恶性肿瘤、肺部疾病、左心疾病）
	－ 既往PE史
	－ 已存在呼吸困难
	● 入选研究时仍存活
CTEPH诊断标准	● 超声心动图检查
	● 确诊检查，如是否在亚组患者中进行右心导管检查
其他方法学差异	● 计算累积发病率采用的随访时间长度不同
	● 同一研究中不同患者的随访长度不同
	● 操作者在通过超声心动图估计肺动脉压力时的差异
	● PE的不同抗凝治疗策略
	● 处理在初次PE和研究纳入期间死亡的患者（未诊断的PE的可能性）

然而，即使在这些研究中，筛选PH患者进行右心导管检查的方法也有很大的不同。在一些研究中，所有患者都在一开始就接受了超声心动图筛查，而在其他研究中，只有有症状的患者才在研究开始时接受超声心动图检查。

此外，所有研究都没有在诊断PE之前进行CTEPH相关检查，这就给区分急性PE之后出现的CTEPH、PE发病时未被识别的CTEPH以及在早先存在的CTEPH基础上发生的亚急性PE带来了额外挑战。

尽管这些文献在技术上存在种种局限性，我们仍可以从文献中得出以下结论：

● PE后无症状的患者不太可能被诊断为CTEPH。

● 绝大多数PE后诊断的CTEPH是在初次PE两年内作出的。

● 急性PE后出现CTEPH的危险因素包括复发性VTE和无诱因PE。

在未经选择的患者中，PE后CTEPH的发生率很低，因此2019年欧洲心脏病学会（ESC）急性PE的诊断和管理指南建议仅在存在风险因素（表1.2）或PE发生后3～6个月出现呼吸困难和/或功能受限时筛查CTEPH。

表1.2　CTEPH的潜在风险因素和易感疾病

与急性PE事件有关的因素	相关的慢性疾病和医疗记录
既往VTE史	VTE家族史
高血栓负担[a]	充血性心力衰竭
PE诊断时超声示肺动脉高压/RV功能障碍征象	脾切除术后
CTPA提示先前存在的CTEPH	炎症性肠病
	慢性深部感染（骨髓炎，起搏器导线、留置静脉管感染）
	恶性肿瘤史
	脑室－心房分流术
	慢性甲状腺激素替代治疗
	非O型血

注：a. CTPA上有大的肺动脉血栓，或核素肺通气/灌注显像上有大的灌注缺损。CTEPH.慢性血栓栓塞性肺动脉高压。CTPA.计算机断层扫描肺动脉造影。PE.肺栓塞。RV.右心室。VTE.静脉血栓栓塞症。

CTEPH的发展与PE发病时的临床特征之间存在流行病学联系，包括更严重的初次肺栓塞事件，表现为肺部扫描图谱上更大的灌注缺损或诊断PE时综合检查发现的低血压、患者无法活动或心肌酶升高等生化证据。对于是否将年龄作为一个在诊断时提示高风险的因素，目前的研究结果存在争议，一项研究认为诊断时患者年龄较大在多因素分析中是一个危险因素。而在没有排除有合并症患者的研究中，发展为CTEPH的患者常合并恶性肿瘤、冠状动脉疾病或慢性阻塞性肺疾病等诊断。

1.3　CTEPH的其他临床联系

无可识别的前期VTE事件的CTEPH患者数量约30%，总的来说，CTEPH患者中并不都能观察到高凝状态。虽然CTEPH的先驱VTE可能是无症状的，但CTEPH患者和孤立的VTE患者之间的风险特征存在显著差异，表明可能存在其他未知的临床危险因素（表1.2）。

登记资料中出现的其他临床危险因素包括：脾切除史、充血性心力衰竭、VTE家族史、炎症性肠病、留置静脉管或起搏器导线感染、脑室－心房分流术和慢性骨髓炎。慢性甲状腺激素替代治疗和恶性肿瘤史与慢性葡萄球菌败血症是新发现的风险因素（OR分别为6.10和3.76）。与O型血患者相比，非O型血患者更易发生CTEPH（OR 2.09；95% CI，1.12～3.94）。

1.4　CTEPH诊断后的预后

在现在的临床实践中，尽管对CTEPH的及时诊断具有挑战性（如欧洲CTEPH登记数据表明，CTEPH的诊断中位延迟时间为14个月），在各个PH临床分类中，CTEPH患者的生存率依然最高。CTEPH患者生存率较高的主要原因是CTEPH可以通过肺动脉内膜剥脱术进行手术治疗，这一手术的发现具有开创性，可以治愈CTEPH。英国的肺动脉高压统计数据表明，从2009年到2019年，在1237名手术的CTEPH患者中，1年和5年的生存率分别为95%和85%。相比之下，1583名未手术的CTEPH患者的1年和5年生存率分别为86%和54%。这一数据表明接受手术的患者与未接受手术的患者的临床结局存在差异。因此，目前手术治疗适用于那些手术在技术层面具有可行性的患者，如根据目前ESC指南判定的近端病变患者。然而，肺动脉内膜剥脱术并非对所有患者都可行，1/4～1/3的病例有远端病变或微血管血栓，不适合手术。此外，肺动脉内膜剥脱术术后的持续CTEPH并不罕见，在肺动脉内膜剥脱术（PEA）术后的患者中，有1/2的患者存在这种情况。为了应对这一问题，替代疗法包括球囊肺血管成形术应运而生。

1.5　慢性血栓栓塞性肺动脉高压的病理生理学

CTEPH的病理特征是机化血栓导致的进行性肺血管阻塞，如未能治疗，患者最终会发展为右心衰竭。如上所述，越来越多的证据表明，CTEPH多发生于单次或多次急性PE发作之后；然而，如果CTEPH是在其他情况下被诊断出来的，那么其他临床风险因素可能在病理生理过程中起主导作用。在主、叶和节段区域的近端组织血栓伴随着远端肺血管的病理重塑，类似于动脉型肺动脉高压（PAH）的血管重构是CTEPH的疾病进展和右心室收缩功能发生障碍的关键。CTEPH的远端血管重塑可能由未阻塞肺段过度灌注演变而来，基于此研究提出了CTEPH的"双间隔"疾病模型，加深了我们对CTEPH病理的理解并有助于治疗策略的制定。最近，远端血管受累已被证明在接受PEA的患者的疾病预后中起着重要作用。CTEPH代表了急性PE后肺血管阻塞的一种极端的生理状况，CTEPH与最近提出的慢性血栓性疾病（CTED）这一概念形成鲜明对比，在后者中因慢性血栓栓塞产生的PH反应不如CTEPH明显。

1.6　血栓溶解过程的异常

关于CTEPH病因的主要共识基于一种理论，即在急性VTE/PE后，血栓的溶解出现紊乱。这一概念的核心是在非疾病状态下对急性大血管血栓的降解和清除，以及有CTEPH易患因素的个体在急性PE后是否会出现不同的反应。首次发现异常血栓溶解的证据来自动物模型，该模型通过药物抑制纤维蛋白溶解过程，促进了肺部机化血栓的发展。该研究引起了学界对患有CTEPH的患者是否携带纤维蛋白溶解遗传缺陷的疑问；事实上，在CTEPH患者的外周血液中发现了体外纤维蛋白生成异常，因此这一人群可能携带具有抵抗溶解能力的纤维蛋白变异体。

在正常情况下，急性血栓的降解是一个复杂的适应性血栓重塑、新生血管和肺动脉管腔再通的过程。单核细胞和中性粒细胞的招募和边缘化进一步招募了炎症介质，加强了血栓的清除，而炎症介质又能使生长因子的表达上调。这些介质包括血管内皮生长因子（VEGF），它能提高内皮细胞的组织因子mRNA和蛋白水平；此外还有转化生长因子-β（TGF-β）、成纤维生长因子（FGF）、蛋白酶（基质金属肽酶/尿激酶型纤溶酶原激活物）和趋化物质等，以上分子都可能加速静脉血栓的组织和清除。

在CTEPH中，单核细胞招募的失调已不利于血栓的溶解，在CTEPH患者的外周血中发现白细胞介素（IL）-10、单核细胞趋化蛋白-1和基质金属肽酶（MMP）-9显著升高。CTEPH的外科PEA标本显示大量的巨噬细胞、淋巴细胞和中性粒细胞及抗血栓溶解的炎性物质。

相较于急性PE血栓，PEA标本的组织学检查显示了胶原蛋白、弹性蛋白和炎症细胞的网状纤维结构。然而，组织学标本还突显出阻塞性物质内部血管穿透的不足，这表明血管生成的缺乏可能是导致阻塞性血管重塑和/或血栓不充分再通的驱动因素。印证这一发现的是，CTEPH患者中存在血小板因子4、Ⅰ型胶原和C-X-C基序趋化因子配体10（CXCL10）水平的升高，这些抗血管生成因子与细胞增殖和血管生成减少相关。尽管上述研究对此进行了良好的描述性分析，然而学界对于这些因子在细胞重塑、炎症和新血管生成中的角色，以及其与血栓溶解延迟之间的关联仍然处于持续争论中。

1.7 其他的血液异常

血小板在凝血和止血中起着关键作用，但其在CTEPH发展中的作用却尚不清楚。CTEPH患者的血小板计数减少，平均血小板体积增加，血小板聚集功能的变化提示患者处于高凝状态。与PAH患者和对照组相比，在CTEPH患者中更多地出现了由P-选择素和糖蛋白Ⅱb/Ⅲa水平升高提示的血小板激活，尽管尚不清楚PH的存在在这种情况下的影响。外科PEA标本显示，与未形成血栓的血管相比，血栓形成部位的血小板内皮细胞粘附分子-1（PECAM-1）的表达减少，PECAM-1是一种参与白细胞迁移的糖蛋白，这一现象表明PECAM-1的缺乏可能对血栓的降解产生了重要影响。

研究者对于血浆中增加血栓风险的因子进行了细致的研究，发现传统的促凝因子只能解释不到10%的CTEPH病例。特别地，抗凝血酶、蛋白C或蛋白S缺乏作为已知的VTE复发危险因素，其与CTEPH的关联却未得到证实。同样，V因子R506Q（V因子Leiden）的突变似乎与CTEPH的发生没有关系。不过，CTEPH患者中抗磷脂抗体滴度以及Ⅷ因子和血管性血友病因子抗原水平（VWF：Ag）的增加已经得到证实。狼疮抗凝物的存在与复发性VTE密切相关，这也是少数CTEPH病例的致病因素。

1.8 CTEPH患者的遗传差异

纤维蛋白原基因内的罕见遗传变异与机体对纤溶酶原介导的纤溶作用的相对抗性有关，这一观点在一个小型的CTEPH队列中得到论证，该研究发现纤溶酶原基因A的α链Thr312Ala存在高度的多态性。2013年一项更大的研究也证实了这一发现，表明这一多态性等位基因频率较高的患者抗纤溶能力较强。内皮蛋白和 *MAPK*10 基因是另外两个多态性的候选基因，它们被认为是在中国人群中发生 CTEPH 的危险因素。然而，这些研究没有确认已识别的多态性在体内产生的下游效应。与 CTEPH 之外的其他 PH 类型相关的 7 个基因（*BMPR*2、*ENG*、*SMAD*9、*CAV*1、*KCNK*3、*ACVRL*1 和 *CBLN*2）的突变也在 CTEPH 患者中被进一步研究，在 CTEPH 患者中共检测到 25 个非同义突变，这些突变大多数可能产生有害的影响。一项功效不足的全基因组关联研究表明，CTEPH 患者中存在 *HLA* 基因座 B*5201 和 DPB1*0202 之间的关联，尽管尚未确定任何下游蛋白靶标。在欧洲对 CTEPH 患者进行的研究中，未能检测到已知的 *BMPR*2 基因突变。这表明需要更大的患者队列来充分阐明 CTEPH 患者中所述突变的频率，以及揭示突变频率的区域变异。

对 CTEPH 患者中基因表达的研究更是少之又少。通过比较在手术中获得的 CTEPH 血栓和原发性肺动脉组织样本，研究已经确定了与增殖和内皮功能相关的异常通路调控。Gu 等人对来自 5 名 CTEPH 患者和对照组的肺动脉内皮细胞进行了互补 DNA（cDNA）阵列分析，发现两组之间有 1614 个基因差异表达。遗传表达主要在涉及细胞增殖、信号转导和细胞因子通路的途径中存在差异，特别是有丝分裂原活化蛋白激酶（MAPK）通路和磷酸肌醇 3-激酶（PI3K）通路。在转录后修饰领域，研究者还在 CTEPH 中发现了基因组未翻译区域中的突变，这对于可能由 microRNA 介导的转录后调控具有重要意义。microRNA 一段较短（约 22 个核苷酸）的非编码 RNA，通过与信使 RNA（mRNA）的 3′非翻译区（3′UTR）中的靶位点的序列发生特异性的相互作用，从而调节可翻译的 mRNA 水平。Chen 等人首次发现了 microRNA 与 CTEPH 的关联，确定了 miR-759 参与肝脏中纤维蛋白原 mRNA 的降解。另外两个 microRNA，miR-22 和 let-7b（与 TGF-β 和 ET-1 的表达有关），在 CTEPH 患者的外周血液中表达下调。微小 RNA 网络分析仍处于早期阶段，然而，未来对参与血管重塑的 microRNA 的功能效应的进一步研究将推动该领域的研究进展。

1.9　CTEPH 的小血管疾病

除了近端血栓性阻塞性病变外，研究首次在CTEPH患者的尸检中发现了与特发性PAH类似的小血管病变。这些病理改变包括血管内膜增厚和纤维化、肺阻力血管的重塑和丛状病变。

在临床上，当较大的血管阻塞或狭窄的负担不能解释肺血管阻力升高的程度时，就会怀疑小血管疾病的存在。小血管疾病可能由于受阻肺段的反应性血流增加导致较高的小血管壁剪应力而产生。然而，在纤维性梗阻下游的血管中也已经发现了特征性的血管重塑。在CTEPH中，更多先进的病理学检查显示体循环和肺循环之间存在由肥厚的支气管血管组成的吻合。研究者假设，这些血管吻合会在支气管和肺血管之间的压力梯度增加的情况下变大，更远处的部位可能是通畅的。最后，在PEA后，对CTEPH中未受阻塞和受阻塞的肺段进行的病理检查表明，通过评估肺动脉阻塞波形，可以预测肺血管阻力的分隔，从而预测术后肺动脉高压的发展。这表明在CTED中进行手术的少数患者中，研究小血管疾病的存在或不存在，或许可以更好地理解这种疾病的发展过程。

1.10　分子途径

就像在PAH中一样，一氧化氮通路被认为参与了CTEPH相关的小血管重塑的发病机制，因为CTEPH患者存在一氧化氮合酶活性减少和内源性一氧化氮水平降低。利奥西呱是一种可以强化一氧化氮-cGMP通路的可溶性鸟苷酸环化酶受体激动剂，在CTEPH人群中应用利奥西呱可带来临床改善，这提示了一氧化氮-cGMP通路可以作用于CTEPH中受累的小血管。CTEPH中内皮素-1（ET-1）和血管生成素-1的增加导致了平滑肌增生。尽管内皮素受体拮抗剂作为单一疗法的功效可能较弱，但在CTEPH中仍存在对其继续使用的临床需求。

1.11　CTEPH 的右心室功能紊乱

由于CTEPH中的血栓性阻塞增加了后负荷，使RV承受了更大的机械负担。RV肥厚是对增加的后负荷的生理反应，它将室壁应力维持在正常范围内，从而提高了机械泵效率。对CTEPH患者和CTED患者右心室收缩性能的研究表明，尽管主要肺动脉中存在大量慢性血栓性阻塞，但肺动脉压力仍维持在接近正常范围。研究使用电导导管测定，观察了CTEPH患者、CTED患者和对照组在压力-容积环形态方面的差异，特别是在RV收缩期排血期间的差异。在CTED患者中，这些变化是由升高的RV后负荷引起的，与PH无关，肺循环在心肺运动测试中也表现出特征性变化。另一项大型动物研究使用肺动脉束带模型，通过压力-容积导管测定心室-动脉耦合，用于确定RV机械效率的"最佳阈值"，在此阈值的两侧，心输出量和射血功率开始减少（图1.1）。这确定了Ees/Ea值为0.68±0.23，表明CTED患者可能携带不能通过常规评估方法识别的潜在RV功能障碍。

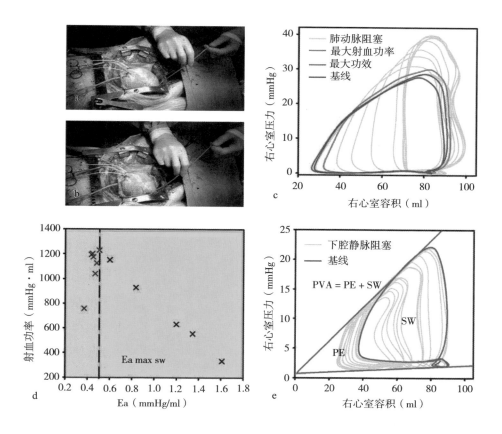

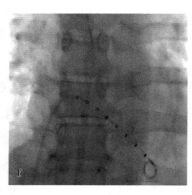
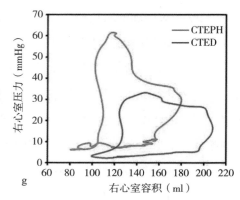

图1.1　电导导管测量的压力容积曲线

注：a.用电导导管测量动物模型猪的心脏。b.部分阻塞肺动脉以增加右心室后负荷。c.记录在肺动脉阻塞期间记录的右心室压力容积环。记录在基线（蓝色）、最大效能（绿色）和最大射血功率（红色）时的压力容积环。d.在肺动脉阻断期间，射血功率-Ea右心室压力-容积环的关系，右心室能力保留（绿色）、RV衰竭（红色）。e.在下腔静脉闭塞期间记录的右心室压力-容积环在基线时以蓝色突出显示。射血功率以包含在基线右心室压力-容积环内的面积显示。压力容积面积是指Ees和舒张末压力容积关系内的面积。f.临床研究期间右心室内电导导管的透视图像。g.记录在患有CTEPH的患者（红色）或CTED患者（蓝色）的典型右心室压力-容积环形态。

SW.射血功率。Ea.动脉弹性。PVA.压力-容积面积。PE.势能。

通过术后对RV功能的调查以及对接受球囊肺血管成形术（BPA）的患者的评估，可以更深入地了解RV逆向重塑的能力。CTEPH的外科治疗减轻了收缩期RV壁应力，这似乎是重新建立右心室和左心室之间收缩同步性的关键。

针对BPA后RV功能的改善研究相对较少，然而，最近的一项荟萃分析支持使用影像学检查作为一种有效的方法来随访BPA后的患者，并且纳入的14项研究的结果也提示血流动力学和影像参数有显著改善。

代谢性RV功能障碍是一个蓬勃发展的研究课题，但直到最近，它在CTEPH中仍然相对未被探索。研究已经证明，功能障碍的RV肥厚组织在代谢上将能量底物从基于线粒体的脂肪酸氧化切换为效率较低的糖酵解。PEA具有使RV逆向重塑的能力，这是一个令人振奋的发现，为由于后负荷增加而引起的RV代谢紊乱的变化提供了新的研究方向。Swietlik等人最近使用侵入性的经RV和经肺途径测量CTEPH中代谢物梯度，探讨了CTEPH中RV代谢的变化。他们证明了与CTEPH病理生理学相关的代谢产物以及与疾病严重程度的临床测量相关的代谢梯度，从而为RV和肺血管适应的可能新机制提供了信息。Simmoneau 等人在最近的综述中提出了一个问题，即是否应该将未受负荷的 RV 视为"预适应"，从而预测其能够更好地承受潜在的后负荷增加。关于持续增加的后负荷可能导致 RV 的不可逆损害，存在一个由 CTEPH 引发的事件序列的"不可逆点"的猜测。这将需要更好地了解 CTED 和急性 PE 对 RV 功能的长期后果，因为由于定义和严重程度分类的不断发展，它们可能不一定具有相似的生理效应。

1.12　结论

自 1990 年 Moser 正式定义以来，CTEPH 的诊断标准一直保持一致。自那时以来，我们对其病理生理学的理解取得了进展，特别是急性肺栓塞、感染、炎症和血液异常的作用，使现今的肺动脉高压诊疗机构能够更早地识别和治疗 CTEPH。未来，通过在更大的人群中广泛应用筛查，我们有可能进一步识别 CTEPH 的遗传和分子特征。CTEPH 的治疗范围现在不仅包括确诊的 PH 患者，还包括那些静息时未达到 PH 诊断的血流动力学标准但出现 PE 相关运动限制的患者，这一患者群体的生理机制仍然存在很多空白；然而，随着对 PE 引起的肺循环障碍的理解变得更加深刻，可能需要进一步完善"双间隔"CTEPH 模型。尽管目前在易感个体中相关的生物学靶标尚不明确，在常规抗凝治疗之外探索延缓 CTEPH 和 RV 功能不全进展的干预策略是目前研究的重点目标。

（译者　晏　露）

参 考 文 献

1. Galiè N，Humbert M，Vachiery J-L，Gibbs S，Lang I，Torbicki A，et al. 2015 ESC/ERS guidelines for the diagnosis and treatment of pulmonary hyperten-sion：the joint task force for the diagnosis and treat-ment of pulmonary hypertension of the European Society of Cardiology（ESC）and the European Respiratory Society（ERS）：endorsed by：Association for European Paediatric and Congenital Cardiology（AEPC），International Society for Heart and Lung Transplantation（ISHLT）. Eur Heart J. 2015，37（1）：67-119.

2. Pepke-Zaba J，Delcroix M，Lang I，Mayer E，Jansa P，Ambroz D，et al. Chronic thromboembolic pul-monary hypertension（CTEPH）：results from an international

prospective registry. Circulation. 2011，124（18）: 1973-81.

3. Fedullo PF，Auger WR，Kerr KM，Rubin LJ. Chronic thromboembolic pulmonary hypertension. N Engl J Med. 2001，345（20）: 1465-72.

4. Pengo V，Lensing AW，Prins MH，Marchiori A，Davidson BL，Tiozzo F，et al. Incidence of chronic thromboembolic pulmonary hyperten-sion after pulmonary embolism. N Engl J Med. 2004，350（22）: 2257-64.

5. Klok FA，Zondag W，van Kralingen KW，van Dijk AP，Tamsma JT，Heyning FH，et al. Patient outcomes after acute pulmonary embolism. A pooled survival analysis of different adverse events. Am J Respir Crit Care Med. 2010，181（5）: 501-6.

6. Golpe R，Pérez-de-Llano LA，Castro-Añón O，Vázquez-Caruncho M，González-Juanatey C，Veres-Racamonde A，et al. Right ventricle dys-function and pulmonary hypertension in hemody-namically stable pulmonary embolism. Respir Med. 2010，104（9）: 1370-6.

7. Ende-Verhaar YM，Cannegieter SC，Vonk Noordegraaf A，Delcroix M，Pruszczyk P，Mairuhu ATA，et al. Incidence of chronic thromboembolic pulmonary hypertension after acute pulmonary embo-lism: a contemporary view of the published literature. Eur Respir J. 2017，49（2）: 1601792.

8. Miniati M，Monti S，Bottai M，Scoscia E，Bauleo C，Tonelli L，et al. Survival and restoration of pul-monary perfusion in a Long-term follow-up of patients after acute pulmonary embolism. Medicine. 2006，85（5）: 253-62.

9. Otero R，Oribe M，Ballaz A，Jimenez D，Uresandi F，Nauffal D，et al. Echocardiographic assessment of pulmonary arterial pressure in the follow-up of patients with pulmonary embolism. Thromb Res. 2011，127（4）: 303-8.

10. Martí D，Gómez V，Escobar C，Wagner C，Zamarro C，Sánchez D，et al. Incidence of symptomatic and asymp-tomatic chronic thromboembolic pulmonary hyper-tension. Arch Bronconeumol. 2010，46（12）: 628-33.

11. Surie S，Gibson NS，Gerdes VEA，Bouma BJ，BLF VES，Buller HR，et al. Active search for chronic thromboembolic pulmonary hypertension does not appear indicated after acute pulmonary embolism. Thromb Res. 2010，125（5）: e202-e5.

12. Poli D，Grifoni E，Antonucci E，Arcangeli C，Prisco D，Abbate R，et al. Incidence of recurrent venous thromboembolism and of chronic thromboem-bolic pulmonary hypertension in patients after a frst episode of pulmonary embolism. Thromb Res. 2010，30（3）: 294-9.

13. Dentali F，Donadini M，Gianni M，Bertolini A，Squizzato A，Venco A，et al. Incidence of chronic pul-monary hypertension in patients with previous pulmo-nary embolism. Thromb Res. 2009，124（3）: 256-8.

14. Becattini C，Agnelli G，Pesavento R，Silingardi M，Poggio R，Taliani MR，et al. Incidence of chronic thromboembolic pulmonary hypertension after a frst episode of pulmonary embolism. Chest. 2006，130（1）: 172-5.

15. Ribeiro A，Lindmarker P，Johnsson H，Juhlin-Dannfelt A，Jorfeldt L. Pulmonary

embolism: one-year follow-up with echocardiography doppler and fve-year sur-vival analysis. Circulation. 1999, 99（10）: 1325-30.

16. Konstantinides SV, Meyer G, Becattini C, Bueno H, Geersing G-J, Harjola V-P, et al. ESC guidelines for the diagnosis and management of acute pulmo-nary embolism developed in collaboration with the European Respiratory Society（ERS）: the task force for the diagnosis and management of acute pulmo-nary embolism of the European Society of Cardiology（ESC）. Eur Heart J. 2019, 41（4）: 543-603.

17. Lankeit M, Kempf T, Dellas C, Cuny M, Tapken H, Peter T, et al. Growth differentiation factor-15 for prognostic assessment of patients with acute pul-monary embolism. Am J Respir Crit Care Med. 2008, 177（9）: 1018-25.

18. Dartevelle P, Fadel E, Mussot S, Chapelier A, Herve P, de Perrot M, et al. Chronic thrombo-embolic pulmonary hypertension. Eur Respir J. 2004, 23（4）: 637-48.

19. Bonderman D, Wilkens H, Wakounig S, Schafers HJ, Jansa P, Lindner J, et al. Risk factors for chronic thromboembolic pulmonary hypertension. Eur Respir J. 2009, 33（2）: 325-31.

20. Lang IM, Simonneau G, Pepke-Zaba JW, Mayer E, Ambrož D, Blanco I, et al. Factors associated with diagnosis and operability of chronic thromboem-bolic pulmonary hypertension. A case-control study. Thromb Haemost. 2013, 110（1）: 83-91.

21. Bonderman D, Jakowitsch J, Redwan B, Bergmeister H, Renner MK, Panzenbock H, et al. Role for staphylococci in misguided thrombus resolution of chronic thromboembolic pulmonary hypertension. Arterioscler Thromb Vasc Biol. 2008, 28（4）: 678-84.

22. Digital N（2019）National audit of pulmonary hyper-tension great Britain, 2018-19. Tenth annual report. https: //digital.nhs.uk/data-and-information/publica-tions/statistical/national-pulmonary-hypertension-audit/2019.24 Oct 2019.

23. Kim NH. Group 4 pulmonary hypertension: chronic thromboembolic pulmonary hypertension: epidemi-ology, pathophysiology, and treatment. Cardiol Clin. 2016, 34（3）: 435-41.

24. Gerges C, Gerges M, Friewald R, Fesler P, Dorfmüller P, Sharma S, et al. Microvascular disease in chronic thromboembolic pulmonary hypertension: hemody-namic phenotyping and Histomorphometric assess-ment. Circulation. 2020, 141（5）: 376-86.

25. Moser KM, Cantor JP, Olman M, Villespin I, Graif JL, Konopka R, et al. Chronic pulmonary thromboembo-lism in dogs treated with tranexamic acid. Circulation. 1991, 83（4）: 1371-9.

26. Morris TA, Marsh JJ, Chiles PG, Auger WR, Fedullo PF, Woods VL Jr. Fibrin derived from patients with chronic thromboembolic pulmonary hypertension is resistant to lysis. Am J Respir Crit Care Med. 2006, 173（11）: 1270-5.

27. Mechtcheriakova D, Wlachos A, Holzmuller H, Binder BR, Hofer E. Vascular endothelial cell growth factor-induced tissue factor expression in endothelial cells is mediated by EGR-1. Blood. 1999, 93（11）: 3811-23.

28. Waltham M, Burnand KG, Collins M, McGuinness CL, Singh I, Smith A. Vascular endothelial growth factor enhances venous thrombus recanalisation and organisation. Thromb Haemost. 2003, 89 (1): 169-76.

29. McGuinness CL, Humphries J, Waltham M, Burnand KG, Collins M, Smith A. Recruitment of labelled monocytes by experimental venous thrombi. Thromb Haemost. 2001, 85 (6): 1018-24.

30. Ali T, Humphries J, Burnand K, Sawyer B, Bursill C, Channon K, et al. Monocyte recruitment in venous thrombus resolution. J Vasc Surg. 2006, 43 (3): 601-8.

31. Zabini D, Nagaraj C, Stacher E, Lang IM, Nierlich P, Klepetko W, et al. Angiostatic factors in the pulmonary endarterectomy material from chronic thromboembolic pulmonary hypertension patients cause endothelial dysfunction. PLoS One. 2012, 7 (8): e43793.

32. Bonderman D, Turecek PL, Jakowitsch J, Weltermann A, Adlbrecht C, Schneider B, et al. High prevalence of elevated clotting factor VIII in chronic thrombo-embolic pulmonary hypertension. Thromb Haemost. 2003, 90 (3): 372-6.

33. Wolf M, Boyer-Neumann C, Parent F, Eschwege V, Jaillet H, Meyer D, et al. Thrombotic risk fac-tors in pulmonary hypertension. Eur Respir J. 2000, 15 (2): 395-9.

34. Wong CL, Szydlo R, Gibbs S, Laffan M. Hereditary and acquired thrombotic risk factors for chronic thromboembolic pulmonary hypertension. Blood Coagul Fibrinolysis. 2010, 21 (3): 201-6.

35. Auger WR, Permpikul P, Moser KM. Lupus anticoagulant, heparin use, and thrombocyto-penia in patients with chronic thromboembolic pul-monary hypertension: a preliminary report. Am J Med. 1995, 99 (4): 392-6.

36. Linenberger ML, Kindelan J, Bennett RL, Reiner AP, Cote HC. Fibrinogen Bellingham: a gamma-chain R275C substitution and a beta-promoter polymor-phism in a thrombotic member of an asymptomatic family. Am J Hematol. 2000, 64 (4): 242-50.

37. Suntharalingam J, Goldsmith K, van Marion V, Long L, Treacy CM, Dudbridge F, et al. Fibrinogen Aalpha Thr312Ala polymorphism is associated with chronic thromboembolic pulmonary hypertension. Eur Respir J. 2008, 31 (4): 736-41.

38. Li JF, Lin Y, Yang YH, Gan HL, Liang Y, Liu J, et al. Fibrinogen alpha Thr312Ala polymorphism specif-cally contributes to chronic thromboembolic pulmo-nary hypertension by increasing fbrin resistance. PLoS One. 2013, 8 (7): e69635.

39. Xi Q, Liu Z, Zhao Z, Luo Q, Huang Z. High fre-quency of pulmonary hypertension-causing gene mutation in Chinese patients with chronic throm-boembolic pulmonary hypertension. PLoS One. 2016, 11 (1): e0147396.

40. Kominami S, Tanabe N, Ota M, Naruse TK, Katsuyama Y, Nakanishi N, et al. HLA-DPB1 and NFKBIL1 may confer the susceptibility to chronic thromboembolic pulmonary hypertension in the absence of deep vein thrombosis. J Hum Genet. 2009, 54 (2): 108-14.

41. Ulrich S，Szamalek-Hoegel J，Hersberger M，Fischler M，Garcia JS，Huber LC，et al. Sequence variants in BMPR2 and genes involved in the serotonin and nitric oxide pathways in idiopathic pulmonary arte-rial hypertension and chronic thromboembolic pul-monary hypertension：relation to clinical parameters and comparison with left heart disease. Respiration. 2010，79（4）：279-87.

42. Suntharalingam J，Machado RD，Sharples LD，Toshner MR，Sheares KK，Hughes RJ，et al. Demographic fea-tures，BMPR2 status and outcomes in distal chronic thromboembolic pulmonary hypertension. Thorax. 2007，62（7）：617-22.

43. Opitz I，Kirschner MB. Molecular research in chronic thromboembolic pulmonary hypertension. Int J Mol Sci. 2019，20（3）.

44. Lang IM，Marsh JJ，Olman MA，Moser KM，Loskutoff DJ，Schleef RR. Expression of type 1 plasminogen activator inhibitor in chronic pulmonary thromboem-boli. Circulation. 1994，89（6）：2715-21.

45. Gu S，Su P，Yan J，Zhang X，An X，Gao J，et al. Comparison of gene expression profles and related pathways in chronic thromboembolic pulmonary hypertension. Int J Mol Med. 2014，33（2）：277-300.

46. Chen Z，Nakajima T，Tanabe N，Hinohara K，Sakao S，Kasahara Y，et al. Susceptibility to chronic throm-boembolic pulmonary hypertension may be con-ferred by miR-759 via its targeted interaction with polymorphic fbrinogen alpha gene. Hum Genet. 2010，128（4）：443-52.

47. Wang L，Guo LJ，Liu J，Wang W，Yuan JX，Zhao L，et al. MicroRNA expression profile of pulmonary artery smooth muscle cells and the effect of let-7d in chronic thromboembolic pulmonary hypertension. Pulm Circ. 2013，3（3）：654-64.

48. Moser KM，Bloor CM. Pulmonary vascular lesions occurring in patients with chronic major vessel thromboembolic pulmonary hypertension. Chest. 1993，103（3）：685-92.

49. Dorfmuller P，Gunther S，Ghigna MR，Thomas de Montpreville V，Boulate D，Paul JF，et al. Microvascular disease in chronic thromboem-bolic pulmonary hypertension：a role for pulmo-nary veins and systemic vasculature. Eur Respir J. 2014，44（5）：1275-88.

50. Ghofrani HA，D'Armini AM，Grimminger F，Hoeper MM，Jansa P，Kim NH，et al. Riociguat for the treat-ment of chronic thromboembolic pulmonary hyper-tension. N Engl J Med. 2013，369（4）：319-29.

51. Simonneau G，D'Armini AM，Ghofrani HA，Grimminger F，Hoeper MM，Jansa P，et al. Riociguat for the treatment of chronic thromboembolic pul-monary hypertension：a long-term extension study（CHEST-2）. Eur Respir J. 2015，45（5）：1293-302.

52. Southwood M，MacKenzie Ross RV，Kuc RE，Hagan G，Sheares KK，Jenkins DP，et al. Endothelin ETA receptors predominate in chronic thromboembolic pulmonary hypertension. Life Sci. 2016，159：104-10.

53. Hoeper MM，Mayer E，Simonneau G，Rubin LJ. Chronic thromboembolic pulmonary

hyperten-sion. Circulation. 2006, 113（16）: 2011-20.

54. Jais X, D'Armini AM, Jansa P, Torbicki A, Delcroix M, Ghofrani HA, et al. Bosentan for treatment of inoperable chronic thromboembolic pulmonary hypertension: BENEFiT（Bosentan effects in iNop-Erable forms of chronIc thromboembolic pulmonary hypertension）, a randomized, placebo-controlled trial. J Am Coll Cardiol. 2008, 52（25）: 2127-34.

55. McCabe C, White PA, Hoole SP, Axell RG, Priest AN, Gopalan D, et al. Right ventricular dysfunc-tion in chronic thromboembolic obstruction of the pulmonary artery: a pressure-volume study using the conductance catheter. J Appl Physiol（1985）. 2014, 116（4）: 355-363.

56. McCabe C, Deboeck G, Harvey I, Ross RM, Gopalan D, Screaton N, et al. Ineffcient exercise gas exchange identifes pulmonary hypertension in chronic throm-boembolic obstruction following pulmonary embo-lism. Thromb Res. 2013, 132（6）: 659-65.

57. Axell RG, Messer SJ, White PA, McCabe C, Priest A, Statopoulou T, et al. Ventriculo-arterial coupling detects occult RV dysfunction in chronic thrombo-embolic pulmonary vascular disease. Physiol Rep. 2017, 5（7）.

58. Mauritz GJ, Vonk-Noordegraaf A, Kind T, Surie S, Kloek JJ, Bresser P, et al. Pulmonary endarterectomy normalizes interventricular dyssynchrony and right ventricular systolic wall stress. J Cardiovasc Magn Reson. 2012, 14: 5.

59. Karyofyllis P, Demerouti E, Papadopoulou V, Voudris V, Matsubara H. Balloon pulmonary angioplasty as a treatment in chronic thromboembolic pulmonary hypertension: past, present, and future. Curr Treat Options Cardiovasc Med. 2020, 22（3）: 7.

60. Swietlik EM, Ghataorhe P, Zalewska KI, Wharton J, Howard LS, Taboada D, et al. Plasma metabolo-mics exhibit response to therapy in chronic throm-boembolic pulmonary hypertension. Eur Respir J. 2020, 2020: 15.

61. Simonneau G, Torbicki A, Dorfmuller P, Kim N. The pathophysiology of chronic thromboembolic pulmo-nary hypertension. Eur Respir Rev. 2017, 26: 143.

62. McCabe C, Dimopoulos K, Pitcher A, Orchard E, Price LC, Kempny A, et al. Chronic thromboembolic disease following pulmonary embolism: time for a fresh look at old clot. Eur Respir J. 2020, 55（4）.

第2章

慢性血栓栓塞性肺动脉高压的诊断

2.1 引言

慢性血栓栓塞性肺动脉高压（CTEPH）属于第四大类肺动脉高压（PH），其病理特征是机化血栓的持续存在，如环状狭窄、网状/裂隙和慢性完全性闭塞（囊状或锥形病变），以及与毛细血管前PH相关的血管重构改变。CTEPH的诊断需要在至少3个月的有效抗凝后才能确认，这样才可以与"亚急性"肺栓塞相区别。CTEPH的血流动力学定义是经右心导管（RHC）评估的毛细血管前PH［平均肺动脉压力（mPAP）≥25mmHg，肺小动脉楔压（PAWP）≤15mmHg，肺血管阻力（PVR）＞3Wood单位（WU）］合并多发灌注缺损。对于CTEPH做出明确诊断非常重要，因为CTEPH是唯一可能治愈的PH类型，而且如果不及时治疗，其预后较差，特别是在出现严重的PH的情况下。然而，CTEPH的早期诊断仍然具有挑战性，在专科中心，CTEPH患者从出现症状到得到诊断的中位时间为14个月。一些患者进入诊断流程时出现提示PH的不明症状，而其他患者则基于病史或危险因素疑诊CTEPH，如复发性静脉血栓栓塞、抗磷脂抗体和狼疮抗凝物阳性、炎症性肠病、脑室－心房分流术、植入心脏起搏器、脾切除术后或甲状腺激素替代治疗。诊断为急性肺栓塞（PE）但表现出慢性疾病征象的患者应接受CTEPH相关评估。然而，应当强调的是，既往无急性PE病史的患者并不能排除CTEPH的诊断。体格检查、常规实验室检查、胸部X线检查、心电图、超声心动图和RHC可能无法提供区分CTEPH和动脉型肺动脉高压（PAH）的线索。

明确CTEPH作为PH的病因需要经过一系列的探究，一方面需要综合使用几种高质量的成像技术，另一方面需要用RHC评估患者的血流动力学特征。前者包括核素肺通气/灌注（V/Q）显像、计算机断层扫描肺血管造影（CTPA）、高分辨率CT（HRCT）、磁共振成像（MRI）和有/无数字减影的肺血管造影，这些诊断工具有助于明确整个肺循环中灌注缺损是否存在，并确认缺损的位置和分布。RHC对于CTEPH的确诊也同样重要，RHC进一步提供了灌注异常可能导致的血流动力学损害程度的信息。在所有病例中，诊断性检查都应包括详细的病史记录、体格检查和经胸超声心动图。超声心动图可以记录估测的收缩期肺动脉压力升高或显示右心室压力超负荷的迹象，如右心室的肥厚扩张和室间隔在收缩期变平，从而为PH的诊断提供初步线索。在某些情况下，超声技术也可以探测到在主肺动脉及其分支的大块机化血栓。作为一种相对廉价的诊断工具，当怀疑患者有CTEPH时，特别是在寻找既往有肺栓塞病史的患者发生心力衰竭的潜在原因时，应常规进行超声心动图检查。综合运用影像学和功能性检查在CTEPH的诊断策略中十分必要，因为它可能为早期启动合适的治疗提供必要信息。近年来，越来越多的证据显示出CTEPH患者从治疗中显著获益，引发了人们的关注。CTEPH的首选治疗是规范抗凝和辅助治疗，如肺动脉内膜剥脱术（PEA），最近，其他治疗手段如球囊肺血管成形术（BPA）和靶向药物治疗也显示出了相应的临床效果。本章总结了评估CTEPH的诊断流程和必要的影像学检查。

2.2　肺通气/灌注（V/Q）显像与计算机断层扫描肺血管造影（CTPA）

当怀疑CTEPH时，应首先进行V/Q显像检查，因为它的灵敏度高于CTPA，特别是在缺乏经验的PH中心。欧洲心脏病学会急性肺栓塞的诊断和管理指南推荐将V/Q显像作为急性肺栓塞后出现呼吸困难或功能受限、怀疑CTEPH患者的一线检查。正常或低度可能性的V/Q显像可以排除CTEPH，灵敏度为90%～100%，特异度为94%～100%。相比之下，高度可能性的V/Q显像提示患者极可能存在CTEPH，不过其他疾病也可能导致类似的诊断。需要注意的是，不匹配的灌注缺陷也可能出现在其他肺血管疾病中，如肺静脉闭塞病（PVOD）。虽然例如PVOD的V/Q肺扫描可以表现为小片的外周V/Q不匹配和非节段性的灌注缺损，但提示CTEPH的V/Q显像典型征象是至少一个以上区域的显著通气灌注不匹配（三角形节段性灌注缺损）（图2.1）。虽然一些中心只在评估CTEPH时进行灌注显像，但通气显像常用于确认肺的边界，这有助于探测出较小的周围灌注缺损。此外，通气显像提供了关于其他心肺疾病的补充信息，如慢性阻塞性肺疾病和肺炎。因此，即使在PH患者中只存在一处不匹配的节段性灌注缺损，也应引起对血栓栓塞病因的关注，这种缺损也可能是由非栓塞性疾病引起的，如外部血管压迫、肺血管炎、纵隔纤维化、肺动脉肉瘤或先天性肺血管畸形。必须谨记的是，灌注显像的异常程度可能远低于血管造影或手术中确定的实际梗阻程度。一项对CTEPH确诊病例的研究发现，V/Q显像的灵敏度为97.4%，优于灵敏度为51%的CTPA。然而，随着CTPA技术和判读技能的提高，这两种影像学检查之间的差异已经缩小。事实上，最近的一项研究表明，V/Q显像和CTPA都能够精确地检查CTEPH，具有良好的诊断效果（V/Q显像，灵敏度100%、特异度93.7%、准确度96.5%；CTPA，灵敏度96.1%、特异度95.2%、准确度95.6%）。平面V/Q显像通过V/Q的不匹配间接识别阻塞，而CTPA提供了血管内充盈缺损的直接证据。在慢性阻塞性肺疾病中，由于气体潴留和/或肺气肿可能引起的混杂效应，单用V/Q

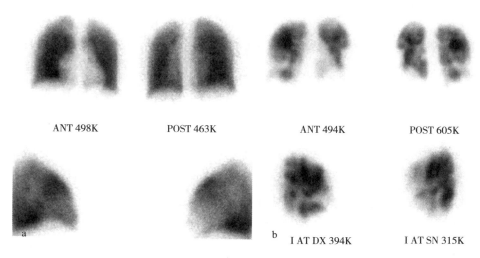

图2.1　核素肺灌注通气显像

注：a.正常肺灌注显像。b.多处显著灌注缺损，CTEPH高度可能。

显像可能无法对CTEPH进行正确的诊断。在转诊中心的日常实践中，V/Q显像和CTPA被同时用于CTEPH的诊断，或者更普遍地用于识别慢性血栓栓塞性疾病，因为前者有更高的灵敏度，后者则特异度更高，特别是在检测肺叶和肺段的动脉阻塞时。在日常临床实践中，CTPA是一种可及性强的工具，并且可以显示CTEPH患者的各种肺实质、血管或纵隔异常。在CTPA中可见的CTEPH异常征象已在文献中被广泛描述。中央肺动脉扩张伴外周血管直径减小是一种非特异性的征象，在许多PH患者中都能看到，特别是病史较长的患者。偏心性附壁血栓，有时伴有钙化，是更具特异性的CTEPH征象，它与扩张的血管腔内的中央型充盈缺损（所谓的"薄荷糖"征）非常不同，后者是典型的急性肺栓塞征象。同时，CTPA上的中心性血栓并不一定提示CTEPH的诊断，因为它也可以在其他疾病（原位血栓形成）中看到。支气管动脉扩张虽然不是一种特殊的特征，但在CTEPH中很常见，并已被证明与PEA术后较低的死亡率和较低的PVR相关。其他异常包括：马赛克样实质灌注模式（特征是灌注不均匀导致肺密度增高区和减低区交替存在）、肺实质瘢痕（由既往肺梗死导致）、右心室增大以及肺叶和肺段的血管、动脉网或条带、纵隔侧支血管的直径和分布不对称（图2.2）。CTPA目前被广泛用于手术可行性的评估，因为它可以为手术规划提供血管路线图，是划定PEA近端切割平面的最佳方式。尽管两项技术得到指南推荐并在技术层面持续改进，在日常实践中仍然很少使用V/Q显像，临床医师也常缺乏评估CTPA所需的专业知识，导致CTEPH的诊断率依然不佳。事实上，时常有初诊为特发性PAH的患者经过放射科医师重新评估后修正诊断为CTEPH，尽管他们此前已经在其他地方接受过CTPA检查。对V/Q显像和CTPA的正确阐释不仅具有诊断意义，还对治疗有影响，例如，如果CTEPH未能得到诊断，临床上就不会考虑终生抗凝治疗，而这在CTEPH的治疗中是必不可少的。CTPA足以诊断近端CTEPH，然而CTPA呈现阴性时，即使图像的质量很高，也不能排除CTEPH的诊断，因为远端的病变可能被遗漏。锥形束CT和区域探测CT可以更准确地显示亚段的血管，并已被证明可以指导BPA，不过在推荐常规临床使用该技术前，其优势还需要在前瞻性试验中进一步验证。

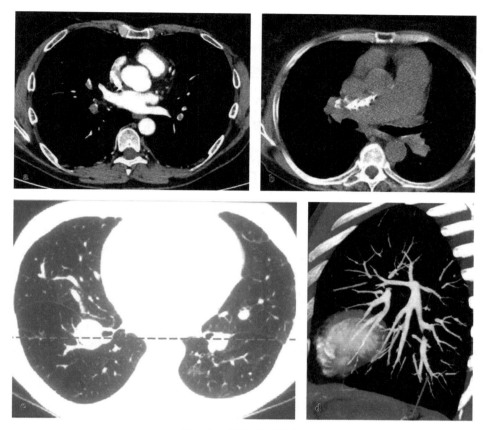

图 2.2　CT 肺动脉造影

注：a.急性 PE 中的"薄荷糖"征。b.肺动脉钙化。c.肺段血管直径的改变。d.远端血管（绿色箭头）。

2.3　三维对比增强肺灌注 MRI

三维对比增强肺灌注 MRI 是一种先进的成像新技术，可用于识别肺血管床的灌注缺损。MRI 相比 V/Q 显像有更高的空间和时间分辨率，相比 CTPA 则可使患者免受辐射，这一点非常重要，因为对于多次住院的患者而言，诊断性影像学检查通常仅间隔数日。一项回顾性分析显示，肺灌注 MRI 可以达到与CTPA 相近的灵敏度和特异度（分别为 97% 和 92%）。虽然它是一种可靠和安全的诊断工具，但如前所述，它的应用局限于专科中心，而不如其他更快速、价格低廉的检查手段那么普及。

2.4　肺血管造影

高质量的肺血管造影（有或无数字减影），仍然被认为是CTEPH诊断的金标准，尤其是在计划实施PEA或BPA（当不适合进行PEA时）或V/Q显像和/或CTPA不能确认或排除CTEPH作为PH的原因时。由于肺血管树极其复杂，为了避免注入过多的对比剂，肺血管造影应当仅在转诊中心使用双平面血管造影系统进行。在血管造影技术方面，CTEPH的诊断并不需要多次选择性注射，而这在BPA中是必要的。在近端肺动脉单次注射非离子对比剂，并根据心排量调整其体积和注射速率，可以提供足够的解剖细节。双平面采集可以提供最佳的解剖细节，相较于单用前后位的视图，侧位提供了更详细的肺叶和肺段的解剖细节（图2.3）。就诊断性能而言，Ley等人在一项前瞻性研究中发现，常规的血管造影在主干、肺叶动脉水平的灵敏度为66%，在节段水平的灵敏度为76%，两者的灵敏度均低于CTPA。虽然肺血管造影是诊断CTEPH的金标准，但它仍然是一种昂贵的侵入性工具。尽管如此，肺血管造影的并发症总体发生率很低（0.9%～4.8%），但在重度PH和肺动脉扩张的情况下较高。并发症的出现与血管入路、肺血管病变（如破裂或夹层）以及对比剂有关。历史上，CTEPH共有5种血管造影异常征象：①囊状缺损；②肺动脉网或带；③内膜不规则；④突然的、常呈角状的肺动脉主干狭窄；⑤肺动脉主干、肺叶或肺段血管的完全闭塞。在这种分类系统中，将导管置于主肺动脉中单次注射对比剂所获得的血管造影异常征象与外科手术中看到的病变相关。

该方法不能清楚地显示周围肺动脉的远端病变。选择性血管造影已得到广泛使用，但操作者需要具备相关的专业知识。在大多数CTEPH患者中，存在两种或两种以上的血管造影异常，通常累及双肺。在同一患者中，血管的近端和远端表现出不同类型的造影征象，有些适合PEA，有些可能需要BPA治疗，再加上后文将讨论的血流动力学受损程度，使得多学科会诊对于决定患者的最佳治疗方法必不可少。绝大多数血管病变的造影分型是基于PEA期间切除的标本，而可用于识别适合BPA的病变的造影数据很少。BPA方案的制定需要造影分型的原因是，BPA期间没有清除机化血栓，操作者在实施BPA时

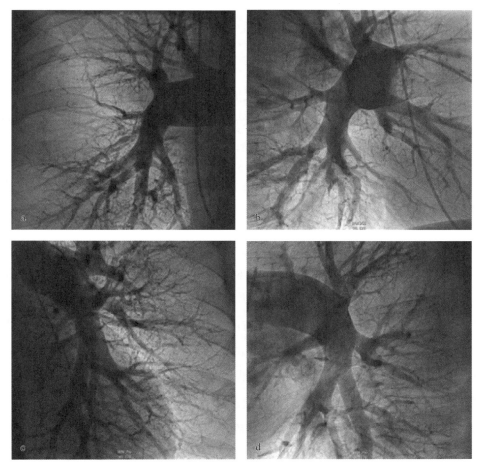

图2.3 传统肺血管造影显示多处双侧肺段和肺亚段血管管腔内充盈缺损

注: a.右肺血管造影（前后位）。b.右肺血管造影（侧位）。c.左肺血管造影（前后位）。d.左肺血管造影（侧位）。

只能通过肺血管造影的图像评估病变。最近，Kawakami等人提出了一种基于选择性血管造影和BPA的CTEPH血管病变造影分类的方法；这种分类已在冠状动脉疾病中得到应用，其中病变类型的识别是基于经皮冠状动脉介入治疗的成功率。Kawakami的分类描述了CTEPH的5种血管造影征象：A型，环状狭窄病变；B型，网状病变；C型，不完全闭塞病变；D型，完全闭塞病变；E型，迂曲病变。血栓栓塞性网状病变（Kawakami分类的B型）比其他病变更常见，尤其是在下叶。完全闭塞病变（D型）和迂曲病变（E型）在临床上观察到的频率较低。除迂曲病变外，大多数血栓栓塞性病变位于肺动脉的分叉处。血栓栓塞性病变的位置和形态似乎也影响着BPA的成功率和并发症发生率。根据Kawakami的分类，几乎所有的BPA手术都能成功治疗环状狭窄和网状病变，而BPA治疗完全闭塞病变和迂曲病变的成功率分别仅为52.2%和63.6%。此外，出现BPA并发症（球囊、导丝损伤血管和血管穿孔、夹层）在迂曲病变患者中的发生率（＞40%）和在不完全闭塞中的发生率（15.5%）高于在环状狭窄和网状病变中的发生率（＜3%）。

2.5　右心导管术

考虑到CTEPH患者肺循环的病理生理变化的复杂性，在明确灌注缺损的存在、位置和分布后，必须进行RHC检查以确认PH的诊断，并评估血流动力学损害的程度。RHC可以从血流动力学上确认CTEPH的诊断，并将其与慢性血栓栓塞性疾病区分开来，后者也有类似的症状和灌注缺损，但在静息时没有PH。指南建议通过RHC进行全面的血流动力学评估，包括心输出量的评估，因为PVR的计算对于评估PEA的预后和风险很重要。测量PAWP以排除合并症导致的毛细血管后性PH同样是必要的。血管内的阻塞，如CTEPH中的阻塞，可能会干扰对一些患者PAWP的正确估计，因此建议在不同的血管中评估PAWP。当无法获得良好的PAWP波形时，应通过左心导管测定左室舒张内压。关于血流动力学受损的程度，有必要注意急性肺栓塞和CTEPH之间的PVR模式存在显著差异。在急性肺栓塞中，肺血管阻塞（PVO）程度与PVR之间存在很强的双曲相关性，而在相同的PVO程度下，大多数CTEPH患者的PVR高于急性PE患者。这可能是由于CTEPH患者除了在大的弹性动脉近端有机械性的纤维阻塞外，还在＜500μm的血管发生了微血管病变。话虽如此，PVR和心输出量是在考虑患者进行手术或BPA之前必须获得的重要参数。当在专科中心进行治疗时，RHC的并发症率较低（1.1%），死亡率也较低（0.055%）。RHC是一项技术要求很高的检查，需要小心谨慎，关注每个细节，以获得对临床有用的信息。为了提高质量、降低风险，RHC应仅在专科中心进行。血管反应性试验对于确定CTEPH患者手术的可行性并不是必要的，尽管来自一个小队列的数据表明，术前血管反应性试验阳性（平均肺动脉压力降低＞10.4%）与PEA后血流动力学状况的远期改善有关。

根据对最新数据的汇总，专科中心在临床实践中使用的CTEPH诊断流程图如图2.4所示。

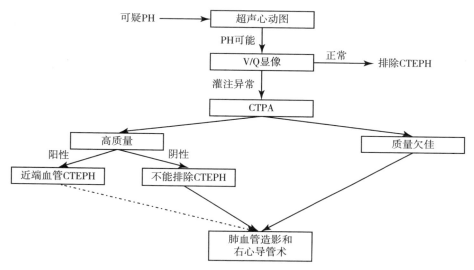

图2.4　专科中心临床实践中CTEPH的诊断流程图

2.6　结论

影像学检查在CTEPH的诊断中起着核心作用，CTEPH在日常实践中经常被漏诊或误诊，手术或血管内介入治疗有可能治愈CTEPH。非侵入性技术在CTEPH的诊断中是互补的，而不是排他的。虽然V/Q显像仍然是CTEPH筛查的一线方法，但CTPA也已成为诊断性检查的重要工具，因为它能够显示血管的结构性异常，也因为它能够进行鉴别诊断。MRI可以同时提供功能和生理方面的数据，具有很高的安全性。高质量的肺血管造影对于确认肺血管受累情况、制定治疗决策是必要的，它通常与RHC同步进行，而RHC对于评估血流动力学情况必不可少。总之，诊断模式的演变带来了CTEPH诊断水平的持续提高，从而使患者的预后改善。

（译者　段安琪）

参 考 文 献

1. Galiè N, et al. ESC/ERS guidelines for the diagnosis and treatment of pulmonary hypertension: the joint task force for the diagnosis and treatment of pulmonary hypertension of the European Society of Cardiology (ESC) and the European Respiratory Society (ERS) Endorsed by: Association for European Paediatric and Congenital Cardiology (AEPC), International Society for Heart and Lung Transplantation (ISHLT). Eur Respir J. 2015, 46 (4): 903-75. https://doi.org/10.1183/13993003.01032-2015.

2. Riedel M, Stanek V, Widimsky J, Prerovsky EI. Longterm follow-up of patients with pulmonary thromboembolism. Chest. 1982, 81: 151-8. https://doi.org/10.1378/chest.81.2.151.

3. Fedullo P, Kerr KM, Kim NH, Auger WR. Chronic thromboembolic pulmonary hypertension. Am J Respir Crit Care Med. 2011, 183 (12): 1605-13. https://doi.org/10.1164/rccm.201011-1854CI.

4. Pepke-Zaba J, Hoeper MM, Humbert M. Chronic thromboembolic pulmonary hypertension: advances from bench to patient management. Eur Respir J. 2013, 41 (1): 8-9. https://doi.org/10.1183/09031936.00181212.

5. Bonderman D, et al. Risk factors for chronic thromboembolic pulmonary hypertension. Eur Respir J. 2008, 33 (2): 325-31. https://doi.org/10.1183/09031936.00087608.

6. Jenkins D, Madani M, Fadel E, D'Armini AM, Mayer E. Pulmonary endarterectomy in the management of chronic thromboembolic pulmonary hypertension. Eur Respir Rev. 2017, 26: 160111. https://doi.org/10.1183/16000617.0111-2016.

7. Tunariu N, et al. Ventilation-perfusion scintigraphy is more sensitive than multidetector CTPA in detecting chronic thromboembolic pulmonary disease as a treatable cause of pulmonary hypertension. J Nucl Med. 2007, 48 (5): 680-4. https://doi.org/10.2967/jnumed.106.039438.

8. Konstantinides SV, et al. 2019 ESC Guidelines for the diagnosis and management of acute pulmonary embolism developed in collaboration with the European Respiratory Society (ERS). Eur Heart J. 2020, 41 (4): 543-603. https://doi.org/10.1093/eurheartj/ehz405.

9. He J, et al. Diagnosis of chronic thromboembolic pulmonary hypertension: comparison of ventilation/perfusion scanning and multidetector computed tomography pulmonary angiography with pulmonary angiography. Nucl Med Commun. 2012, 33 (5): 459-63. https://doi.org/10.1097/MNM.0b013e32835085d9.

10. Moser KM, Page GT, Ashburn WL, Fedullo PF. Perfusion lung scans provide a guide to which patients with apparent primary pulmonary hypertension merit angiography. West J Med. 1988, 148 (2): 167-70.

11. Ryan KL, Fedullo PF, Davis GB, Vasquez TE, Moser KM. Perfusion scan fndings understate the severity of angiographic and hemodynamic compromise in chronic

thromboembolic pulmonary hypertension. Chest. 1988，93（6）：1180-5. https：//doi. org/10.1378/chest.93.6.1180.

12. Wang M，et al. Comparison of V/Q SPECT and CT angiography for the diagnosis of chronic thromboembolic pulmonary hypertension. Radiology. 2020，296（2）：420-9. https：//doi.org/10.1148/ radiol.2020192181.

13. Shimizu H，et al. Dilatation of bronchial arteries correlates with extent of central disease in patients with chronic thromboembolic pulmonary hypertension. Circ J. 2008，72：1136. https：//doi.org/10.1253/circj.72.1136.

14. Heinrich M，Uder M，Tscholl D，Grgic A，Kramann B，Schäfers H-J. CT scan fndings in chronic thromboembolic pulmonary hypertension：predictors of hemodynamic improvement after pulmonary thromboendarterectomy. Chest. 2005，127（5）：1606-13. https：//doi.org/10.1378/chest.127.5.1606.

15. Ley S，et al. Diagnostic performance of state-of-the-art imaging techniques for morphological assessment of vascular abnormalities in patients with chronic thromboembolic pulmonary hypertension（CTEPH）. Eur Radiol. 2012，22（3）：607-16. https：//doi. org/10.1007/s00330-011-2290-4.

16. Rajaram S，et al. 3D contrast-enhanced lung perfusion MRI is an effective screening tool for chronic thromboembolic pulmonary hypertension：results from the ASPIRE registry. Thorax. 2013，68（7）：677-8. https：//doi.org/10.1136/thoraxjnl-2012-203020.

17. Feinstein JA，Goldhaber SZ，Lock JE，Ferndandes SM，Landzberg MJ. Balloon pulmonary angioplasty for treatment of chronic thromboembolic pulmonary hypertension. Circulation. 2001，103（1）：10-3. https：//doi.org/10.1161/01.cir.103.1.10.

18. Zuckerman DA，Sterling KM，Oser RF. Safety of pulmonary angiography in the 1990s. J Vasc Interv Radiol. 1996，7（2）：199-205. https：//doi.org/10.1016/s1051-0443（96） 70762-5.

19. Pitton MB，Kemmerich G，Herber S，Mayer E，Thelen M，Düber C. Hemodynamic effects of monomeric nonionic contrast media in pulmonary angiography in chronic thromboembolic pulmonary hypertension. Am J Roentgenol. 2006，187（1）：128-34. https：//doi.org/10.2214/AJR.04.0833.

20. Hofmann LV，et al. Safety and hemodynamic effects of pulmonary angiography in patients with pulmonary hypertension：10-year single-center experience. Am J Roentgenol. 2004，183（3）：779-85. https：//doi.org/10.2214/ajr.183.3.1830779.

21. Auger WR，Fedullo PF，Moser KM，Buchbinder M，Peterson KL. Chronic major-vessel thromboembolic pulmonary artery obstruction：appearance at angiography. Radiology. 1992，182（2）：393-8. https：//doi.org/10.1148/radiology.182.2.1732955.

22. Thistlethwaite PA，et al. Operative classifcation of thromboembolic disease determines outcome after pulmonary endarterectomy. J Thorac Cardiovasc Surg. 2002，124：1203-11. https：//doi.org/10.1067/mtc.2002.127313.

23. Takashi K，et al. Novel angiographic classifcation of each vascular lesion in chronic

thromboembolic pulmonary hypertension based on selective angiogram and results of balloon pulmonary angioplasty. Circ Cardiovasc Interv. 2016, 9: e003318. https: //doi. org/10.1161/CIRCINTERVENTIONS.115.003318.

24. Ryan TJ, et al. Guidelines for percutaneous transluminal coronary angioplasty. A report of the American College of Cardiology/American Heart Association Task Force on Assessment of Diagnostic and Therapeutic Cardiovascular Procedures（Subcommittee on Percutaneous Transluminal Coronary Angioplasty）. Circulation. 1988, 78（2）: 486-502. https: //doi.org/10.1161/01.CIR.78.2.486.

25. Azarian R, et al. Lung perfusion scans and hemodynamics in acute and chronic pulmonary embolism. J Nucl Med. 1997, 38: 980.

26. Hoeper MM, et al. Complications of right heart catheterization procedures in patients with pulmonary hypertension in experienced centers. J Am Coll Cardiol. 2006, 48: 2546-52. https: //doi.org/10.1016/j.jacc.2006.07.061.

27. Nika S-S, et al. Pulmonary vascular reactivity and prognosis in patients with chronic thromboembolic pulmonary hypertension. Circulation. 2009, 119（2）: 298-305. https: //doi.org/10.1161/ CIRCULATIONAHA.108.794610.

第3章 肺动脉血栓内膜剥脱术——慢性血栓栓塞性肺动脉高压的唯一"治愈"方法

3.1 引言

肺动脉血栓内膜剥脱术（PTE）是目前治疗慢性血栓栓塞性肺动脉高压（CTEPH）最有效的方法，部分CTEPH患者可通过手术完全治愈。在一本关于球囊肺血管成形术（BPA）的书中，这是一个有争议的陈述，可以作为一个章节的开始。此外，该如何定义"治愈"呢？肿瘤学家认为是生存至少5年，外科医生认为是剥脱术中可见的栓塞，心理学家可能认为是患者恢复至正常生活质量。在由血流动力学阈值定义的CTEPH疾病中，最简单的"治愈"定义可能是实现平均肺动脉压力＜25mmHg。然而，如果我们考虑到PTE是经验和疗效证据持续时间最长的治疗方法，它可以治疗从肺动脉瓣一直到肺动脉亚段分支的疾病，以及目前指南推荐的治疗方法，那么关于"治愈"的这一说法就更有意义了。本章将讨论PTE作为治疗CTEPH的循证医学证据，以及这种外科治疗与BPA的不同之处。与许多外科手术一样，PTE的循证医学证据主要来自病例报道和登记研究，目前尚无关于PTE相关的随机对照试验。然而，在所有类型的肺动脉高压中，第4大类肺动脉高压CTEPH是当今最可能被治愈的疾病，其肺动脉病变多由肉眼可见的血栓引起，故首选手术或介入治疗。

3.2 PTE的历史经验及其疗效

PTE的初步尝试始于20世纪50年代及60年代中期，但直到1973年加州大学圣地亚哥分校（UCSD）发表了首例PTE手术案例，证明了PTE可实现可重复的长期成功，并对疾病管理进行了全面解释。直到20世纪90年代，UCSD

已经改良了手术并开始进行大量的PTE手术。最终在2003年团队发表了首个具有里程碑意义的外科系列文章"肺动脉内膜剥脱术：来自1500例病例的经验和教训"。该机构随后发布了另一份病例系列，扩增了自2006年起纳入的另外500名患者，进一步累积了PTE手术经验。就来自单中心的累积经验而言，这些案例系列仍然是目前已发表最大样本量的经验。该病例系列整体上表明，PTE手术后可即刻将肺血管阻力降低到术前的1/3左右，平均肺动脉压力降至术前的1/2以下。在最新纳入的500例患者中，术后平均肺动脉压力为26.0mmHg。该团队全面展示了PTE的有效性和安全性，关注了围手术期的院内结局事件。

2011年，第一个国际CTEPH登记研究的手术经验被公开发表。该研究前瞻性地纳入以欧洲为主的17个外科中心的386名CTEPH患者，再次证实了PTE治疗的可重复性和成功性。这篇论文的重要性在于，患者从初次诊断开始就被前瞻性地纳入，而且手术中心包括经验不足的小型机构。截至2013年第五届世界肺动脉高压研讨会，即2012年日本学者发表最初的成功行BPA的3篇报道时，全球已累积报道了超过3000名CTEPH患者接受PTE外科治疗。此时BPA治疗刚刚兴起，而PTE治疗已经被作为标准术式并接受反复验证。值得关注的是，这2种术式被开创前，还未出现任何可以用于治疗CTEPH的药物。

不同于上述相对短期结局的研究，2016年*Circulation*期刊又报道了2篇里程碑式的文章，描述了PTE手术的远期预后，这2篇文章证实了该手术的持久性以及患者术后良好的生存率。第一篇文章描述了第一个国际CTEPH登记注册研究中的患者随访情况。在3年的随访中，404名手术患者的生存率为89%，而275名未接受PTE手术患者的生存率仅为70%。第二篇文章报道了英国的880名患者的10年随访情况，10年后患者的生存率为72%，且随着术者的经验积累，患者远期生存率逐年提高。从长远来看，近40%的死亡是与疾病本身不相关的原因（如癌症）导致的。通过对患者进行详细而全面的计划性随访，血流动力学的二次评估也证实只有49%的患者在PTE后3～6个月符合严格的血流动力学定义，即平均肺动脉压力＜25mmHg。因此，人们可以推断只有一半的患者被"治愈"，而术后残余肺动脉高压是相对普遍的，因此该研究认为轻度残余肺动脉高压是可以接受的，只有当患者术后平均肺动脉压力≥38mmHg（肺血管阻力≥425dyne·s·cm^{-5}）时才会影响到患者远期生存，880名患者中只有5名患者出现CTEPH复发。

患者的多种术前因素决定了PTE手术的潜在风险和获益。低风险的患者接受PTE很有可能获得良好的预后，而手术风险较高的患者，其预后结果往往难以预测。PTE手术的绝对禁忌证很少，可为病变较为严重的CTEPH患者带来较大获益。

需要进一步考虑的一个因素是，治愈对患者意味着什么。医生可能会担心患者的中期生存率、血流动力学变化和6分钟步行距离，但对患者来说，恢复生活质量才是关键。使用特定的生活质量评估工具CAMPHOR，已经显示PTE术后的生活质量有显著的改善。这种改善与术后平均肺动脉压力成正比。术后平均肺动脉压力<30mmHg的患者改善最大，并且在5年的随访中保持稳定。

历届世界肺动脉高压研讨会都反映了CTEPH治疗经验的增加。在2008年的第四届研讨会上，CTEPH还没有一个专门的工作组，唯一被接受的治疗方法是手术。在2013年的第五届会议上，将CTEPH单独划分为第4大类肺动脉高压，而且提出BPA是一种可行的治疗方法和新模式治疗。到了2018年的第六届研讨会上，CTEPH的治疗重点转向综合治疗（药物治疗、BPA和PTE 3种可能）。

3.3　疾病的性质和分布

术前影像学检查可以大致提示术中的病变类型和栓塞程度，术中方可确认CTEPH患者可行外科治疗的血栓实际分布情况以及剥脱的难易程度，这也是CTEPH难以进行术前可操作性精确评估的根本原因。很多研究阐述了CTEPH的病理类型和发病机制，但仍有许多问题等待解答。当大多数患者在急性肺栓塞后得到完全缓解时，为什么CTEPH首先出现？为什么部分CTEPH患者病情稳定，而有的患者病情严重且迅速恶化？为什么有些肺循环保留了对右心顺应性，而有些却没有呢？

　　外科医生在肺动脉内遇到的病理形态也是非常多变的，这取决于血栓溶解的程度、栓塞的数量和原位血栓形成并固定的位置（图3.1）。这种差异存在于患者之间，甚至存在于同一患者中。近端栓塞可以表现为主肺动脉完全闭塞，也可以是部分管腔堵塞合并有大块的片状血栓；部分正常的内皮一直延伸到段以下的分支，远端闭塞的血管管腔直径可能只有1～2mm。有经验的术者可处理这种远端甚至亚段的分支动脉栓塞及肺动脉内膜，效果良好。PTE术中需要找准肺动脉内膜平面，建立体外循环后降温至20℃进行深低温停循环，操作中维持术野无血，以便术者看清肺动脉远端分支。PTE可最大限度处理多个部位的血栓病变，虽然BPA和PTE在治疗效果方面有一定程度的重叠，但两

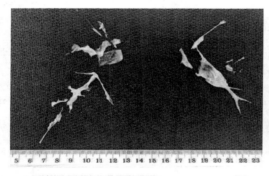
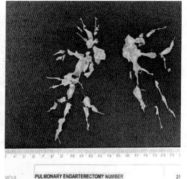
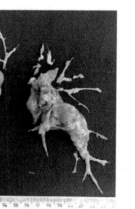

　　图3.1　肺动脉血栓内膜剥脱术切除标本，按解剖学顺序排列，呈现了肺血管病变范围从远端到近端的情况

者之间的阈值不容易在影像学上确定，多依赖于术者，PTE术后血流动力学的变化多由肺血管开放百分比以及肺血管阻力决定。

此类疾病的分级需根据术中所见，仅凭术前影像学资料不能对其进行明确的分级。Jamieson曾描述了4种类型的病变，认为第四类肺动脉高压不是CTEPH。目前的4类分级主要根据从主肺动脉到亚段的解剖位置水平，而不根据病变类型分类。

3.4　指南推荐什么？

最新的ESC/ERS肺动脉高压指南已于2016年发布。这些指南对PTE手术作为CTEPH的治疗方法给出了1C级别的建议。1级推荐是最高的，但由于没有RCT或荟萃分析，证据级别仅为C。在第六届世界肺动脉高压研讨会上，CTEPH的治疗流程被简化，根据CHEST-1随机对照研究将CTEPH患者分为"可手术"和"不可手术"，对于可手术的患者，建议首选PTE治疗方法；不能手术的患者推荐采用靶向药物治疗和/或BPA。

3.5　为什么选择PTE？　PTE与BPA的根本区别

综上所述，PTE优点包括：①可处理肺动脉栓塞的血栓病变。②可治疗多种类型和部位的病变。③"一站式"治疗，可即刻改善患者的血流动力学。

综上，很多证据表明CTEPH患者行PTE术后的远期生存和生活质量显著改善，但区别于BPA治疗，行PTE需要患者全身麻醉、开胸、重症监护和长期恢复。同所有治疗的选择一样，这是一种风险和获益之间的权衡，最终患者需要作出决定。

这与用冠状动脉搭桥手术或经皮支架治疗冠状动脉疾病的情况相似。最有效的手术可能会带来最全面的改善，而且持续时间更长，但代价是前期的风险更大。如果说CTEPH的任何治疗方法都值得称为"治愈"，那么PTE手术仍然是大多数患者的首选。然而，人们越来越认识到，一些患者可能需要3种疗法的多模式治疗，以获得最佳的长期效果。

（译者　黄志华）

参 考 文 献

1. Cannon JE，Su L，Kiely DG，Page K，Toshner M，Swietlik E，et al. Dynamic risk stratification of patient long-term outcome after pulmonary endarterectomy：results from the United Kingdom National Cohort. Circulation. 2016，133（18）：1761-71.

2. D'Armini AM，Morsolini M，Mttiucci G，et al. Pulmonary endarterectomy for distal chronic throm-boembolic pulmonary hypertension. J Thorac Cardiovasc Surg. 2014，148：1005-11.

3. Delcroix M，Lang I，Pepke-Zaba J，Jansa P，D'Armini AM，Snijder R，et al. Long-term outcome of patients with chronic thromboembolic pulmonary hyperten-sion：results from an international prospective regis-try. Circulation. 2016，133（9）：859-71.

4. Dorfmuller P，Gunther S，Ghigna M-R，et al. Microvascular disease in chronic thromboembolic pul-monary hypertension：a role for pulmonary veins and systemic vasculature. Eur Respir J. 2014，44：1275-88.

5. Galie N，Humbert M，Vachiery JL，Gibbs S，Lang I，Torbicki A，et al. 2015 ESC/ERS guidelines for the diagnosis and treatment of pulmonary hyperten-sion：the joint task force for the diagnosis and treat-ment of pulmonary hypertension of the European Society of Cardiology（ESC）and the European Respiratory Society（ERS）：endorsed by：Association for European Paediatric and Congenital Cardiology（AEPC），International Society for Heart and Lung Transplantation（ISHLT）. Eur Heart J. 2016，37（1）：67-119.

6. Ghofrani HA，D'Armini AM，Grimminger F，Hoeper MM，Jansa P，Kim NH，et al. Riociguat for the treat-ment of chronic thromboembolic pulmonary hyper-tension. N Engl J Med. 2013，369（4）：319-29.

7. Jamieson SW，Kapelanski DP，Sakakibara N，et al. Pulmonary endarterectomy：experience and les-sons learned in 1,500 cases. Ann Thorac Surg. 2003，76：1457-62.

8. Kim N，Delcroix M，Jenkins DP，Channick R，Dartevelle P，Jansa P，et al. Chronic thromboem-bolic pulmonary hypertension. J Am Coll Cardiol. 2013，62：92-9.

9. Kim NH，Delcroix M，Jais X，Madani MM，Matsubara H，Mayer E，et al. Chronic thromboembolic pulmo-nary hypertension. Eur Respir J. 2019，53（1）：1801915.

10. Madani M，Mayer E，Fadel E，Jenkins DP. Pulmonary endarterectomy. Patient selection，technical chal-lenges，and outcomes. Ann Am Thorac Soc. 2016，3：240-7.

11. Madani MM，Auger WR，Pretorius V，et al. Pulmonary endarterectomy：recent changes in a single institu-tion's experience of more than 2,700 patients. Ann Thorac Surg. 2012，94：97-103.

12. Mayer E，Jenkins D，Lindner J，et al. Surgical man-agement and outcome of patients with chronic thromboembolic pulmonary hypertension：results from an international prospective registry. J Thorac Cardiovasc Surg. 2011，141：702-10.

13. Moser KM，Braunwald NS. Successful surgical inter-vention in severe chronic thromboembolic pulmonary hypertension. Chest. 1973，64：29-35.

14. Newnham M，Bunclark K，Abraham N，Ali S，Amaral-Almeida L，Cannon JE，et al. CAMPHOR score：patient-reported outcomes are improved by pulmo-nary endarterectomy in chronic thromboembolic pul-monary hypertension（CTEPH）. Eur Respir J. 2020.

15. Thistlethwaite PA，Mo M，Madani MM，Deutsch R，Blanchard D，Kapelanski DP，et al. Operative clas-sification of thromboembolic disease determines outcome after pulmonary endarterectomy. J Thorac Cardiovasc Surg. 2002，124（6）：1203-11.

第4章 慢性血栓栓塞性肺动脉高压的药物治疗

4.1 引言

慢性血栓栓塞性肺动脉高压（CTEPH）的治疗已经发展到多种手段联合应用，其中包括肺动脉高压靶向药物治疗。本节将介绍药物治疗的价值，以及其不断积累的相关循证医学证据，并总结需要进一步研究的问题。

4.2 抗凝

一旦确诊了CTEPH，患者就应开始接受终生抗凝治疗。在过去，患者一般服用的是维生素K拮抗剂，并定期监测以确保其处于有效和安全剂量。新近出现的直接口服抗凝剂（DOACs）比维生素K拮抗剂使用更方便，但缺乏将其用于治疗CTEPH的循证医学证据。多达20%的CTEPH患者有抗磷脂抗体综合征，这意味着有很大一部分CTEPH患者其实不适合应用DOACs。

一项英国的回顾性分析也提示在CTEPH患者中应该慎用DOACs。在接受了肺动脉内膜剥脱术（PEA）的患者中，206名服用DOACs患者的血栓事件复发率比794名服用维生素K拮抗剂的患者高（4.62%/人年 *vs.* 0.76%/人年）。一项来自美国PEA专家中心的回顾性研究显示，在PEA术前长期使用DOAC治疗的患者，发现急性或亚急性血栓的概率是维生素K拮抗剂对照组的两倍。尽管这些回顾性分析存在局限性，这些研究仍然引发了一些初步担忧，即CTEPH患者对DOACs的反应可能与传统的维生素K拮抗剂不同。即使目前还没有一个详尽的指南指导各种情况下CTEPH的抗凝治疗策略，总体上应参考治疗静脉血栓栓塞症的相关原则，但需要额外的注意和谨慎，特别是对于

CTEPH患者中的抗磷脂抗体综合征亚组。

4.3 肺动脉高压靶向药物治疗

支持在慢性血栓栓塞性肺动脉高压（CTEPH）中采用肺动脉高压靶向药物治疗的理由包括组织病理观察和相当一部分CTEPH患者存在未满足的临床需求。[因CTEPH病理组织学改变和特发性肺动脉高压很像，同时可能存在PEA疗效不佳等情况，许多CTEPH患者需要接受肺动脉高压靶向药物治疗（表4.1）]。过去曾认为丛状病变是特发性肺动脉高压独有的，但后来从CTEPH患者的病变肺组织中也观察到了类似的情况。在接受肺动脉内血栓切除术的CTEPH患者中，存在这些丛状病变以及其他小血管变化似乎并没有阻止手术取得有益的结果。CTEPH患者出现小血管病变的原因可能是由于血管活性物质的异常表达，这种现象已在动脉型肺动脉高压中观察到。例如，目前发现CTEPH患者的非对称性二甲基精氨酸（一氧化氮合酶抑制剂）和内皮素-1的表达上升。但是，引起肺小血管病变的机制可能复杂得多。比如，在死亡和接受了肺移植的难治性CTEPH患者中，体–肺侧支循环，甚至肺毛细血管和静脉也在其中起重要作用。虽然有研究报道了一些可以预测小血管病变程度的指标，但是并未在临床实践中常规将其应用于手术或者药物治疗前的评估。

表4.1 探究应用肺动脉高压治疗CTEPH的原因

其微血管病变和动脉型肺动脉高压相似
血浆内皮素-1和一氧化氮合酶抑制剂表达异常
非随机对照试验显示CTEPH患者能从3大途径的靶向药物获益
约40%的CTEPH患者不适合PEA
约一半接受了PEA的患者存在残余肺动脉高压
通过联合/桥接的方式，有利于顺利进行高风险的干预性治疗（PEA/BPA）

目前有两项研究强调了现在有许多CTEPH患者的临床需求未得到满足。

一项在欧洲和加拿大进行的多中心CTEPH注册登记研究显示：即使在PEA专家中心，仍有多达40%的CTEPH患者不适合做PEA手术。此外，英国的CTEPH国家登记簿显示，在PEA术后的患者中，高达一半的患者在随访右心导管检查中仍存在残余的肺动脉高压。随着肺动脉高压靶向药物的发展，有许多非随机对照研究表明CTEPH患者可以从同情用药或实验性使用这些药物中获益。但肺动脉高压靶向药物可以应用于CTEPH治疗的结论，主要还是基于下述几项重要随机对照试验（RCT）的证据。

4.4 AIR研究（吸入伊洛前列环素）

AIR是第一个纳入无法手术的CTEPH患者的RCT研究，其目的是探究吸入伊洛前列环素（前列环素类似物）的影响。该研究主要纳入了两大类的肺动脉高压患者：①特发性肺动脉高压；②其他类型的肺动脉高压患者（包括硬皮病相关肺动脉高压、食欲抑制剂相关肺动脉高压和57名无法手术的CTEPH）。纳入的患者被随机分配到吸入伊洛前列环素或安慰剂组，治疗12周。主要终点为复合终点，包括：6分钟步行距离（6MWD）较基线增加≥10%；心功能改善；没有临床恶化或死亡。在特发性肺动脉高压亚组中，接受吸入伊洛前列环素治疗的患者，其终点事件发生率为20.8%，而安慰剂组为5.5%。在其他类型的肺动脉高压中，伊洛前列环素组终点事件发生率为12.5%，而安慰剂组为4.3%。这项研究的主要缺陷是，没有对CTEPH患者是否适合外科手术进行评估，也没有专门针对CTEPH进行亚组分析。基于该项研究的成果，吸入伊洛前列环素被批准用于治疗动脉型肺动脉高压，但适应证不扩展至无法手术的CTEPH。（https：//www.accessdata.fda. gov/drugsatfda_docs/nda/2004/21-779_Ventavis_approv.pdf）

4.5 BENEFIT研究（口服波生坦）

BENEFIT是第一个专门针对无法手术CTEPH的RCT研究，旨在探究双重内皮素受体阻滞剂——波生坦的安全性和有效性。这项前瞻性、多中心、双盲的临床试验纳入的是无法手术或术后出现持续性肺动脉高压超过6个月的成年CTEPH患者。患者无法手术的结论是由2名PEA专家和2名CTEPH专家共同做出的。在纳入的157例患者中，有28%的患者是PEA术后存在持续性肺动脉高压。患者被随机分配到波生坦或安慰剂组治疗16周。独立、协同主要终点为16周时，肺血管阻力和6MWD较基线的变化。在第16周结束时，波生坦组的肺血管阻力下降程度比安慰剂组多24.1%（95% CI，−31.5% ～ −16.0%；$P < 0.0001$）。但是6MWD在两组间没有差异（治疗效应＋2.2m）（95% CI，−22.5% ～ 26.8%；$P = 0.5449$）。导致这两个有效性终点之间出现差异的原因被认为是16周可能不足以看到运动能力的改善。在CTEPH中观察到这一现象的例子是在小规模的磷酸西地那非试验中，在12周的主要终点分析时间点，6MWD未显示出改善，但在随访至12个月时出现改善。除了研究终点的持续时间可能对CTEPH重要之外，本研究强调了审查手术适应证的重要性，提醒未来CTEPH药物治疗研究的制定应审查手术适应证。

4.6 CHEST-1 研究（口服利奥西呱）

CHEST-1是第一个应用肺动脉高压靶向药物治疗CTEPH主要终点事件为阳性结果的RCT研究。利奥西呱是一种可溶性鸟苷酸环化酶激活剂，其可以提升环鸟苷酸的水平，促进肺血管的扩张。

CHEST-1是一项前瞻性、双盲、随机研究，针对技术上难以手术治疗的CTEPH和PEA术后持续/复发的CTEPH患者。中心CTEPH专家组或当地经验丰富且经过认证的专家组会在随机分组前，评估患者是否可以进行外科手术。纳入患者被随机分配到利奥西呱（$n = 173$）或安慰剂（$n = 88$）治疗组，为期16周。主要终点事件是第16周时，6MWD较基线的变化。对于利奥西呱滴定到最大剂量的患者（2.5mg，每日3次）在第8周时，利奥西呱和安慰剂组的6MWD出现了显著差异。在第16周时，利奥西呱的治疗效应将六分钟步行距离增加了46.0m（95% CI，25m ～ 67m；$P < 0.001$），同时该组在肺血管阻力、NT-proBNP和心功能等次要终点上也有显著改善。虽然无法手术和PEA术后的CTEPH患者均能从利奥西呱中获益，但前者明显获益更大。完成了CHEST-1的患者随后进入长期的开放标签CHEST-2研究，6MWD的改善维持了长达2年，且未观察到新发的治疗相关不良反应。2年生存率为93%（95% CI，89% ～ 96%），无临床恶化生存率为82%（95%CI，77% ～ 87%）。

CHEST-1的主要缺陷在于没有使用其他肺动脉高压靶向药物以及球囊肺血管成形术（BPA）。

4.7   MERIT研究（口服马昔腾坦）

MERIT-1是一项2期RCT临床试验，旨在探究将马昔腾坦（10mg/d）应用于治疗无法手术的CTEPH。患者在入组前都会进行手术可能性评估。接受了PEA或者BPA的患者被排除在该研究之外。该项研究纳入的患者中，有61%至少稳定使用非肠外肺动脉高压靶向药物1个月。该研究的主要终点是第16周时肺血管阻力的变化。次要终点是第24周时，较基线6MWD的变化。一共80名患者被随机分配到每日10mg马昔腾坦或安慰剂组。在第16周时，两组的肺血管阻力都有下降，但是马昔腾坦组的改善更明显［治疗效应16%（95%CI，0.01%～0.30%；$P=0.041$）］。在第24周时，马昔腾坦对6WMD的改善作用增加了34.0m（95%CI，2.9m～65.2m；$P=0.033$）。该试验中所有报道的马昔腾坦副作用和既往文献一致。MERIT-1也是在CTEPH领域，第一个允许有肺动脉高压靶向药物背景治疗的RCT研究。然而，根据安慰剂组在主要分析中也有改善，1个月可能不是背景治疗的足够稳定的最短持续时间。应用马昔腾坦治疗无法手术的CTEPH已经进入了Ⅲ期临床试验（https：//clinicaltrials.gov；NCT04271475）。

4.8   CTREPH研究（皮下应用曲前列尼尔）

CTREPH研究是一项3期临床试验，旨在评估皮下应用曲前列尼尔治疗无法手术的CTEPH患者。该项研究在2009—2016年，纳入了105名患者，并随机分配到低剂量组［3ng/（kg·min）］或高剂量组［30ng/（kg·min）］。主要终点为第24周时，6MWD较基线的改变。结果显示高剂量组比6MWD改善更明显［治疗效果增加40.69m（95%CI，15.86m～65.53m；$P=0.0016$）］。同时高剂量组在心功能，肺血管阻力和NT-proBNP等次要终点上获益也更多。74%的高剂量组患者报道有注射部位疼痛（1例患者因此停药），81%的低剂量组患者报道有注射部位疼痛（3例患者因此停药）。基于该项研究成果，欧洲药品管理局批准皮下应用曲前列尼尔治疗无法手术的CTEPH患者（https：//www.ema.europa.eu/en/medi-cines/human/EPAR/trepulmix）。

4.9　靶向药物联合其他治疗手段

　　肺动脉高压靶向药物无法针对肺动脉近端血栓起作用，需要PEA或BPA来处理。因此，有必要探究联合应用肺动脉高压靶向药物和PEA/BPA。一项探究在高危、临床情况不佳的CTEPH患者中，使用肺动脉高压靶向药物来桥接PEA的临床试验原本已经启动，但由于新冠病毒感染的大流行而终止了。（https：//clinicaltri-als.gov；NCT03273257）。由于缺乏相关的证据，现在的专家共识强调对于可以手术的患者，应避免因为使用未被证实的肺动脉高压靶向药物延误了PEA时机。相比较之下，越来越多的研究表明靶向药物和BPA联合可以取得不错的效果。绝大多数接受BPA治疗的患者，也适合服用肺动脉高压靶向药物。即将发表的RACE研究，将揭示BPA联合利奥西呱的效果。

　　CTEPH的评估和治疗已经进入了多学科、多途径的时代。需要来自PEA专家、BPA专家、肺动脉高压专家、放射学专家的共同努力。应用肺动脉高压靶向药物治疗CTEPH还有诸多疑问（表4.2），期待未来的研究能为解决这些问题指明方向。

表4.2　应用肺动脉高压靶向药物治疗CTEPH尚未解决的关键问题

单药与联合用药
对于病情严重的可手术CTEPH患者，应用靶向药物桥接PEA的有效性和安全性
肺动脉高压靶向药物对于PEA术中取下的标本完整性的影响
如何在术前应用肺动脉高压靶向药物从而使第一次BPA取得最佳疗效
接受BPA治疗的患者何时停用肺动脉高压靶向药物
包括肺动脉高压靶向药物治疗在内的各种治疗手段对CTEPH患者各项指标的影响

4.10　总结

　　有效的终生抗凝是CTEPH患者药物治疗的起点。对于可手术的患者，应尽快接受PEA。对于无法手术或者术后存在持续性/残留肺动脉高压的患者，可以服用肺动脉高压靶向药物，并考虑进一步联合BPA治疗。

（译者　张　毅）

参 考 文 献

1. Galiè N，Humbert M，Vachiery JL，et al. 2015 ESC/ ERS guidelines for the diagnosis and treatment of pulmonary hypertension：the joint task force for the diagnosis and treatment of pulmonary hypertension of the European Society of Cardiology（ESC）and the European Respiratory Society（ERS）：endorsed by：Association for European Paediatric and Congenital Cardiology（AEPC），International Society for Heart and Lung Transplantation（ISHLT）. Eur Respir J. 2015，46：903-75.

2. Gavilanes F，Alves JL Jr，Fernandes CJC，et al. The use of new anticoagulants in CTEPH. Eur Respir J. 2017，50：2409. https：//doi.org/10.1183/1393003.congress-2017.

3. Sena S，Bulent M，Derya K，et al. Real-life data of direct anticoagulant use，bleeding risk and venous thromboembolism recurrence in chronic throm-boembolic pulmonary hypertension patients：an observational retrospective study. Pulm Circ. 2020，10：2045894019873545.

4. Wolf M，Boyer-Neumann C，Parent F，et al. Thrombotic risk factors in pulmonary hypertension. Eur Respir J. 2000，15：395-9.

5. Ghembaza A，Saadoun D. Management of antiphos-pholipid syndrome. Biomedicine. 2020，8：508.

6. Bunclark K，Newnham M，Chiu YD，et al. A multi-center study of anticoagulation in operable chronic thromboembolic pulmonary hypertension. J Thromb Haemost. 2020，18：114-22.

7. Jeong I，Fernandes T，Alotaibi M，Kim NH. Direct oral anticoagulant use and thrombus detection in patients with chronic thromboembolic pulmonary hypertension referred for pulmonary endarterec-tomy. Eur Respir J. 2019，54：OA5161. https：//doi.org/10.1183/13993003.congress-2019.

8. Moser KM，Bloor CM. Pulmonary vascular lesions occurring in patients with chronic major vessel thromboembolic pulmonary hypertension. Chest. 1993，103：685-92.

9. Yi ES，Kim H，Ahn H，et al. Distribution of obstruc-tive intimal lesions and their cellular phenotypes in chronic pulmonary hypertension. A morphometric and immunohistochemical study. Am J Respir Crit Care Med. 2000，162：1577-86.

10. Skoro-Sajer N，Mittermayer F，Panzenboeck A，et al. Asymmetric dimethylarginine is increased in chronic thromboembolic pulmonary hypertension. Am J Respir Crit Care Med. 2007，176：1154-60.

11. Reesink HJ，Meijer RC，Lutter R，et al. Hemodynamic and clinical correlates of

endothelin-1 in chronic thromboembolic pulmonary hypertension. Circ J. 2006, 70: 1058-63.

12. Dorfmuller P, Gunther S, Ghigna MR, et al. Microvascular disease in chronic thromboembolic pul-monary hypertension: a role for pulmonary veins and systemic vasculature. Eur Respir J. 2014, 44: 1275-88.

13. Kim NHS, Fesler P, Channick RN, et al. Preoperative partitioning of pulmonary vascular resistance corre-lates iwth early outcome after thromboendarterectomy for chronic thromboembolic pulmonary hypertension. Circulation. 2004, 109: 18-22.

14. Toshner M, Suntharalingam J, Fesler P, et al. Occlusion pressure analysis role in partitioning of pulmonary vascular resistance in CTEPH. Eur Respir J. 2012, 40: 612-7.

15. Pepke-Zaba J, Delcroix M, Lang I, et al. Chronic thromboembolic pulmonary hypertension（CTEPH）: results from an international prospective registry. Circulation. 2011, 124: 1973-81.

16. Delcroix M, Lang I, Pepke-Zaba J, et al. Long-term outcome of patients with chronic thromboembolic pulmonary hypertension（CTEPH）: results from an international prospective registry. Circulation. 2016, 133: 859-71.

17. Cannon JE, Su L, Kiely DG, et al. Dynamic risk strati-fication of patient long-term outcome after pulmonary endarterectomy: results from the UK national cohort. Circulation. 2016, 133: 1761-71.

18. Olschewski H, Simonneau G, Galie N, et al. Inhaled iloprost for severe pulmonary hypertension. N Engl J Med. 2002, 347: 322-9.

19. Jais X, D'Armini AM, Jansa P, et al. Bosentan for treatment of inoperable chronic thromboembolic pul-monary hypertension: BENEFiT（Bosentan effects in iNopErable forms of chronIc thromboembolic pulmo-nary hypertension）, a randomized, placebo-controlled trial. J Am Coll Cardiol. 2008, 52: 2127-34.

20. Suntharalingam J, Treacy CM, Doughty NJ, et al. Long-term use of sildenafil in inoperable chronic thromboembolic pulmonary hypertension. Chest. 2008, 134: 229-36.

21. Ghofrani HA, D'Armini AM, Grimminger F, et al. Riociguat for the treatment of chronic thrombo-embolic pulmonary hypertension. N Engl J Med. 2013, 369: 319-29.

22. Jenkins DP, Biederman A, D'Armini AM, et al. Operability assessment in CTEPH: lessons from the CHEST-1 study. J Thorac Cardiovasc Surg. 2016, 152: 669-74.

23. Ghofrani HA, Simonneau G, D'Armini AM, et al. Macitentan for the treatment of inoperable chronic thromboembolic pulmonary hypertension（MERIT-1）: results from the multicentre, phase 2, randomised, double-blind, placebo-controlled study. Lancet Respir Med. 2017, 5: 785-94.

24. Sadushi-Kolici R, Jansa P, Kopec G, et al. Subcutaneous treprostinil for the treatment of severe non-operable chronic thromboembolic pulmonary hypertension（CTREPH）: a double-blind, phase 3, randomised controlled trial. Lancet Respir Med. 2019, 7: 239-48.

25. Simonneau G，Torbicki A，Dorfmuller P，Kim N. The pathophysiology of chronic thromboembolic pulmo-nary hypertension. Eru Respir Rev. 2017，26：160112.

26. Delcroix M，Torbicki A，Gopalan D，et al. ERS state-ment on chronic thromboembolic pulmonary hyper-tension. Eur Respir J. 2020，2020：2002828.

27. Kim NH，Delcroix M，Jais X，et al. Chronic throm-boembolic pulmonary hypertension. Eur Respir J. 2019，53：1801915.

28. Jaïs X，Brenot P，Bouvaist H，et al. Late break-ing abstract-balloon pulmonary angioplasty versus riociguat for the treatment of inoperable chronic thromboembolic pulmonary hypertension：results from the randomised controlled RACE study. Eur Respir J. 2019，54：RCT1885. https：//doi.org/10.1183/13993003.congress-2019.

5.1　患者选择和球囊肺血管成形术前准备

所有有症状的慢性血栓栓塞性肺动脉高压（CTEPH）患者应由多学科团队评估后，确定为无法手术的患者，这些患者可能存在球囊肺血管成形术（BPA）的适应证。这些指征包括存在手术不可触及病变或因存在合并症无法行外科手术，肺动脉内膜剥脱术后残存或复发的肺动脉高压也是BPA的适应证。肺循环血流动力学提示病情严重和高龄通常不作为BPA的禁忌证。对于严重肾功能不全的患者，应考虑风险/获益比。BPA的唯一禁忌证是免疫抑制剂无法控制的严重碘过敏。小样本量的病例研究报道，无肺动脉高压的慢性血栓栓塞性肺疾病患者，如有症状也可行BPA治疗。

在行BPA之前，应进行全肺动脉造影（图5.1a）和肺灌注扫描（图5.1b），以评价血栓栓塞病变的位置。也可以使用双源计算机断层成像代替肺灌注扫

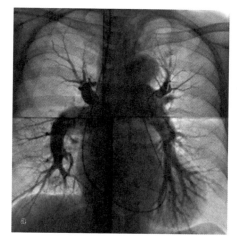

a

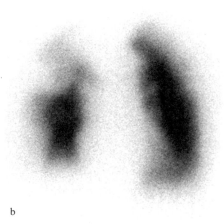

b

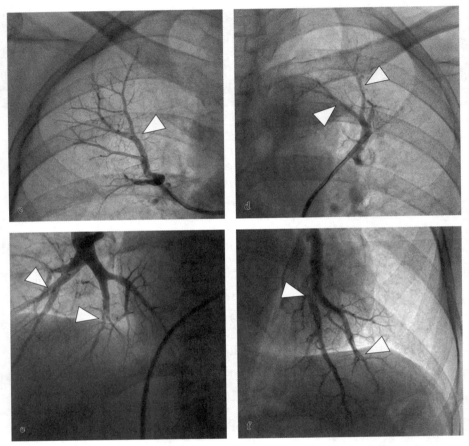

图5.1　球囊肺血管成形术治疗一例71岁女性慢性血栓栓塞性肺动脉高压（CTEPH）患者

注：a.患者的全肺血管造影（PAG），段肺动脉似乎完整。亚段肺动脉的病变难以识别。b.患者的肺灌注扫描，灌注缺损主要见于右肺。c.右肺上叶尖段肺动脉（A1）的选择性肺动脉造影。在亚段肺动脉分叉处可见网状病变（箭头）。d.左肺上叶尖段动脉（A1）的选择性肺动脉造影。在亚段动脉的分叉远端可见网状病变（箭头）。e.右肺下叶外基底段（左侧）和后基底段（右侧）肺动脉（A9和A10）的选择性肺动脉造影。在亚段肺动脉分叉处可见网状病变（箭头）。f.左肺下叶后基底段肺动脉选择性肺动脉造影（A10）。在亚段和亚段动脉分叉处远端可见网状病变（箭头）。

描。根据灌注缺损的位置和病变类型决定初始靶血管的选择（右肺或左肺）（病变类型的更多详细信息，请参见第7章）。所有病变应该成为治疗目标，因为目前BPA的目标是实现全面的再灌注。然而，预先选择所有目标病变既不必要，也不太可能，因为在没有选择性肺动脉造影的情况下很难识别所有病变（图5.1c～f）。通常，所有分段的肺动脉都有一些病变，尽管每个分段的PA

的血流受损程度各不相同。

BPA治疗期间应继续使用抗凝药物，以维持凝血酶原时间国际化比值在2.0～3.0。也可以用肝素替代，在BPA术前予500～2000U肝素，使活化凝血时间（ACT）达200秒左右。如果患者在BPA术前应用肺动脉高压靶向药物，则可以继续使用。尽管这些靶向药物可能降低BPA术后并发症发生风险，但是考虑到时间和医疗费用，在BPA术前短期内使用这些药物意义不大。根据笔者的经验，通过面罩吸入5L/min的氧气可在即刻使CTEPH患者的平均肺动脉压力降低约10%，而不改变心输出量。通过吸氧实现的平均肺动脉压力的降低与靶向药物相当，而额外的医疗时间很短和医疗费用极小，在BPA术前立即给予吸氧足以降低并发症的风险。

大多数BPA手术可通过股静脉入路进行，永久性下腔静脉滤器植入术后的患者，如果下腔静脉通畅，也可通过股静脉入路进行操作。在特殊情况下，例如下腔静脉闭塞或右股静脉近端完全闭塞，也可选择右颈静脉入路。通常6Fr或7Fr指引导管在输送和操纵方面优于8Fr。为了顺利操作或更换导引导管，建议使用可以到达双侧肺动脉主干的长鞘。标准9Fr外鞘使长鞘的头端更易于操作。在近端肺动脉完全闭塞的情况下，需要8Fr指引导管提供穿透闭塞部位所需的支撑力（了解近端病变的BPA，请参见第9章）。

5.2　球囊肺血管成形术的操作

5.2.1　选择性肺动脉造影

根据每个肺段动脉分支的形状选择导引导管至关重要。通常，JR指引导管对所有肺段的血管均可应用。但进入各段肺动脉后，如指引导管不能与病变同轴，导丝通过病变会比较困难，这种情况在处理下叶时比较多见，而处理上叶病变时少见。适用于每个段肺动脉的常用指引导管形状见表5.1。治疗右侧肺动脉时常使用多用途型指引导管（MPA），治疗左侧肺动脉时多使用Amplatz L指引导管。在将指引导管推进至段肺动脉后，选择性肺动脉造影对于准确评价病变特征至关重要。指引导管的头端应尽可能靠近病变，以获得病变远端血管的准确信息。此外，用生理盐水稀释3～4ml对比剂［对比剂：生理盐水＝（2：1）至（3：1）］足以获得清晰的图像。由于与病变重叠的小分支很多，建议从不同方向获得至少两幅图像作为参考。使用双平面血管造影系统有助于减少对比剂的用量。深吸气时让患者屏气可使肺动脉变直，有利于准确识别病变特征，治疗下叶肺动脉时深吸气更重要。

表5.1　各个段肺动脉选择性肺动脉造影的指引导管选择

段	JL-4		JR-4		AL-1		MP	
	R	L	R	L	R	L	R	L
A1	×	×	◎	◎	○	○	○	△
A2*	×	×	◎	◎	○	○	○	△
A3	×	◎	◎	△	○	○	○	△
A4	×	◎	○	△	○	○	○	△
A5	×	◎	○	△	◎	○	○	△
A6	×	×	○	○	○	○	○	◎
A7**	△	×	○	○	◎	○	△	◎
A8	×	×	○	△	○	○	◎	○
A9	×	×	○	○	○	○	◎	○
A10	×	×	○	○	△	○	◎	○

注：◎最佳、○良好、△可能、×不良。

AL. Amplatz左，JL. Judkins左，JR. Judkins右，MP. 多用途导管。

*尽管左肺上叶的后部是尖后段的一部分，但通常为一个单独的分支从左肺动脉发出。

**尽管没有左肺下叶的内侧段，该部分的动脉经常被认为是A6的大分支，偶尔为A8或A10的分支。

5.2.2　导丝通过病变

在获得靶血管的参考图像后，使用0.014in（0.036cm，译者注：1in＝2.54cm）导丝通过病变，可选用冠状动脉或外周动脉介入治疗的常用导丝。但是，考虑到BPA术过程中导丝头端导致血管损伤发生率较高，应避免使用硬度超过3g的硬头导丝。导丝深入亚段肺动脉通常是困难的，因为亚段肺动脉的长度有限。由于导丝头端30mm的不透射线的部分比较柔软，不足以支持球囊通过病变，这种导丝不适用于BPA。此外，超滑导丝可能会被推进到远端小分支中，可能引起小分支损伤。因此，也不建议将亲水涂层导丝常规用于BPA。为了解决这些问题，我们研发了BPA专用的导丝（B-pahm 0.6，Japan Lifeline Co.，Ltd.，Tokyo，Japan）。该导丝的头端硬度为0.6g，柔性部分仅为20mm。其由于头端10mm无亲水涂层，不易进入小分支，很少引起血管损伤。

使用无亲水涂层的软头导丝难以通过严重狭窄病变，因此可以使用球囊导管支撑帮助导丝通过此类病变。直径为2.0mm的球囊导管提供的支撑力，与使用微导管相似。导丝在病变近端弯曲成指关节形状时（图5.2a、b）推进球囊导管，直至病变部位（图5.2c），回撤拉直导丝，然后将导丝推进至病变内的网格通道（图5.2d、e）。当导丝卡在病变网格内时（图5.2f、g），推进球囊导管，直至其头端进入病变（图5.2h），然后推送导丝可以形成指关节形状，使导丝进入较大的网格通道（图5.2i、j）。虽然球囊导管提供的支撑力小于微导管，但通常足以通过严重狭窄的病变。不常规使用微导管，可以减少医疗费用并缩短手术时间。深吸气时让患者屏气有助于通过病变，尤其是在处理下叶病变时。

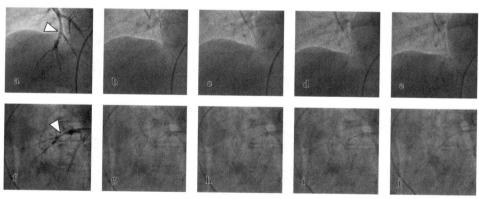

图5.2　使用球囊导管辅助导丝穿过病变部位的图像（与图5.1为同一病例）

5.2.3　球囊大小的选择

在初期阶段，笔者根据肺动脉造影参考图像选择球囊直径，我们尝试在初始扩张过程中像做冠脉介入一样完全扩张病变，咯血和肺损伤的发生率比较高。CTEPH的病变主要由纤维组织组成，比冠状动脉斑块硬，相对粗糙的网状纤维组织容易被球囊扩张破坏。但是，球囊扩张无法压缩病变的固体和致密成分。正常的肺动脉管壁比体动脉薄，因此，扩张肺动脉壁能够使BPA术后有效管腔扩大。完全扩张旨在完全消除狭窄，但过度扩张会使血管壁拉伸和损伤，导致扩张部位渗血，尤其是严重狭窄病变伴存在大量纤维组织时。在了解BPA术管腔扩大的病理生理学后，笔者根据血管内超声（IVUS）限制了球囊尺寸。根据病变中的纤维组织的量和肺动脉压力，确定球囊直径为IVUS测量血管直径的50%～80%。尽管该策略可降低球囊扩张引起的血管损伤发生率，但其增加了导丝头端引起血管损伤的风险，因为这需要频繁更换器械。此外，BPA术前，约30%的病变中无法获得清晰的IVUS图像，这意味着该策略不是降低血管损伤发生的完美解决方案。

用较小尺寸的球囊进行初始BPA后，病变处残余狭窄可进一步自行改善，而不是再狭窄（图5.3a～d），所以没有必要植入支架。大多数情况下，BPA术后即刻病变处的压力与BPA术前几乎相同，增加通过病变的血流比增加病变远端的压力更重要。基于我们的观察，对于所有病变，应用小球囊（如直径为2.0mm的球囊）扩张，通过恢复病变的最小血流足以诱导狭窄病变管腔的自发扩大。因此，无论血管直径如何，我们使用直径2.0mm的球囊对所有病变进行初始治疗。在血流恢复不满意和肺动脉压较低（平均肺动脉压力＜40mmHg）的情况下，可使用直径3.0mm的球囊。然后，初次扩张后1～3个月，再用与靶血管病变直径相近的球囊（3.0～6.0mm）对所有病变进行重复扩张，以达到治疗效果（图5.4）。重要的是在之后的手术中，应根据病变近端的血管直径选择球囊尺寸，以获得最优的治疗效果（图5.3e、f）。

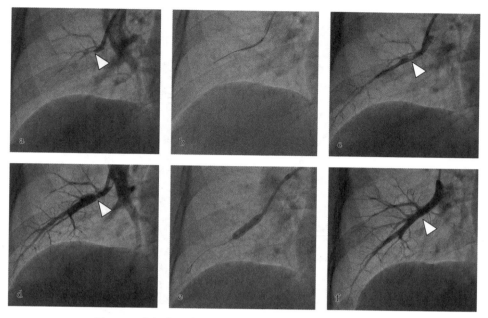

图5.3　球囊肺血管成形术后靶血管管腔自发扩大的图像

注：a.右肺下叶前基底段（A8）选择性肺动脉造影为次全闭塞病变（箭头）。b.用小球囊（Ikazuchi 2.0mm×20mm，Kaneka Medix Corporation，Osaka，Japan）扩张。c.初次扩张后右侧A8的选择性肺动脉造影。远端动脉血运重建后仍然存在狭窄（箭头）。d.初次扩张后1个月右侧A8的选择性肺动脉造影。与治疗后即刻图c相比，病变（箭头）和病变远端血管管腔自发扩大。e.用大球囊（Aviator 5.5mm×20mm，Cordis/Cardinal Health Japan，Tokyo，Japan）第二次扩张病变，进一步改善血流。f.病灶第二次扩张后1年，之前闭塞部位的狭窄完全消失（箭头）。

5.2.4　球囊扩张处理狭窄病变的其他技巧

一般情况下，用于冠状动脉或外周介入治疗的球囊导管可用于BPA。长度约为20mm的球囊就足以覆盖病变长度。如果球囊导管无法通过病变，导丝可能进入了与靶血管重叠的小分支，建议通过检查不同投射方向的图像重新调整导丝位置。一般情况下，即使导丝通过时出现困难，球囊导管沿导丝通过病变也并不困难。在段肺动脉的初始治疗中，即使远端血管存在病变，也应仅扩张近端关键病变，以免关键病变远端的血管承受较高的灌注压力，出现因扩张而导致的血管损伤。

如靶血管的网状病变使原始血管直径急剧变细，参考直径通常难以确定。以病变近端血管直径作为参考选择球囊进行扩张会导致病变远端血管损

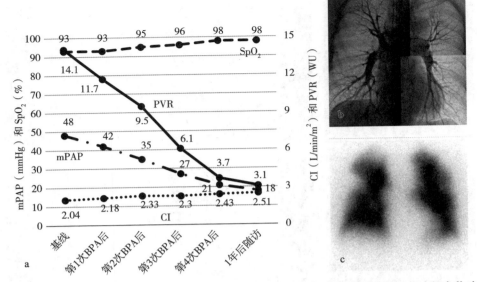

图5.4　图5.1中接受BPA治疗的不能手术的CTEPH患者接受BPA治疗过程中临床指标的变化

注：a.患者接受BPA过程中血流动力学变化，包括平均肺动脉压力（mPAP）、心脏指数（CI）、肺血管阻力（PVR）和混合静脉血氧饱和度（SpO2）。除右侧A4我们无法找到闭塞的开口外，所有段肺动脉均接受了治疗。4次BPA治疗后所有血流动力学指标均恢复正常。在第一次BPA中，使用了75ml对比剂，用直径为2.0mm的球囊对右肺动脉12处病变进行了治疗，照射时间为46分钟。在第一次BPA后5天进行的第二次BPA术中，使用了80ml对比剂和2.0mm直径球囊对左肺中的13处病变进行32分钟照射时间治疗。在第二次BPA后1个月进行的第三次BPA中，使用80ml对比剂，用两根球囊导管（直径3.0～4.0mm和5.5mm）对右肺动脉中的15处病变进行了治疗，照射时间为37分钟。在第三次BPA后第二天进行的第四次BPA中，两根球囊导管（直径2.0～3.0mm和3.0～4.0mm）对左肺的19处病变进行治疗，使用105ml对比剂，照射时间为45分钟。即使仅使用直径为2.0mm的球囊，通过治疗多处病变，血流动力学和血氧饱和度也得到了充分改善。经验丰富的术者可以使用最少的对比剂快速完成BPA治疗。b.最终BPA后1年的全肺动脉造影。与BPA前（图5.1a）相比，肺动脉显影几乎正常。c.最终BPA后1年进行肺灌注扫描。除右侧A4外，灌注缺损几乎完全消失。尽管1条节段动脉未接受治疗BPA的效果是极好的（5.4a）。

伤，而使用远端作为参考直径的球囊又不足以充分扩张病变。为了解决这个问题，我们研发了锥形球囊［Pulcone™（2.0～3.0）mm×20mm或（3.0～4.0）mm×20mm，NIPRO，Osaka，Japan）］。球囊的直径在20mm长度内由3.0mm至2.0mm或4.0mm至3.0mm逐渐变细（图5.5）。它不仅有助于避免血管损伤，还有助于减少术中使用的球囊导管的数量，因为2.0～4.0mm的血管直径只能用两根球囊导管扩张。

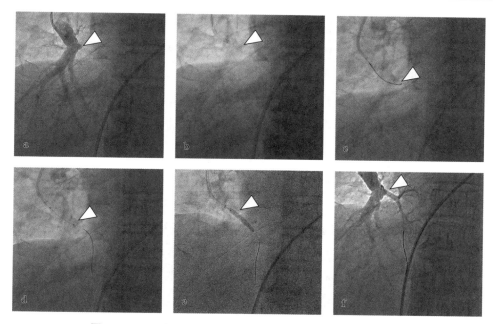

图5.5　BPA治疗右肺下叶内侧段动脉（A7）完全闭塞病变

注：a.血管造影显示右肺动脉基底干非自然弯曲，无分支的弯曲处可能为A7的残端（箭头）。b.虽然JR导引导管的头端指向了残端（箭头），但不能很好地贴近闭塞病变。c.头端硬度为2g的亲水涂层的导丝（Chevalier 14 Floppy BPA，NIPRO，Osaka，Japan），在球囊导管［（Pulcone™（2.0～3.0）mm×20mm，NIPRO，Osaka，日本］的支撑下可以进入残端（箭头）。d.硬头导丝通过闭塞病变（箭头）。e.使用长度为20mm的锥形球囊导管（3.0～2.0mm）扩张病变（箭头）。f.球囊扩张病变（箭头）后，选择性肺动脉造影显示A7血运重建。

5.2.5　完全及次全闭塞病变的处理

次全闭塞病变是最严重的网状狭窄病变。次全闭塞病变的治疗与网状病变的治疗基本相同。应严格使指引导管头端与靶血管保持同轴，延长导管可能有助于调整导引导管头端的方向。用球囊导管支撑的软头端导丝通过病变通常并不困难。少数情况下，需要具有亲水涂层的硬头导丝。但是，在这种情况下，不建议同时使用微导管，因为支撑力过强会增加血管损伤的危险。

亚段肺动脉存在的完全闭塞病变也可以使用软头导丝的标准技术进行操作。为了获得足以穿透病变的支撑力，需要使用球囊导管或微导管进行支撑。当使用亲水涂层的硬头导丝时，应特别注意不要将导丝插入过深，以避免在血管远端造成血管损伤，因为亚段肺动脉的长度较短，相邻的小分支很多。在穿越亚段肺动脉的完全闭塞病变时，同时使用微导管和硬质导丝来增加支撑力会对患者造成伤害。微导管仅在通过病变后更换工作导丝时使用。位于段或亚段肺动脉开口的完全闭塞病变可能难以被初学者识别。可以通过寻找无血管区域来识别，该区域应由闭塞的目标段肺动脉灌注供血。段或亚段肺动脉的轮廓可能有助于靶血管的定位。在肺叶或肺段肺动脉存在非自然弯曲地方（图5.5a），可能是完全闭塞的段性或亚段肺动脉的开口。一旦操作者识别出病变，亚段肺动脉开口的完全闭塞病变中通过导丝并不困难。但是，在段肺动脉开口完全闭塞病变的病例中，BPA手术是棘手的，因为将指引导管固定在段肺动脉开口极具挑战性。虽然指引导管头端的方向可以通过特定的形状选择来设定，如针对哺乳动物动脉的曲线或短的Amplatz导管，但很难获得足够的支撑力（图5.5b）。为了穿透完全覆盖靶血管入口病变的纤维组织，有必要同时使用亲水涂层的硬头导丝和微导管（图5.5c～f）。

近端段肺动脉或近端肺动脉干存在的完全闭塞病变与远端肺动脉存在的完全闭塞病变差异很大。通常，这些病变具有典型的"囊状"外观，采用普通技术难以穿透（关于近端病变治疗的更多详细信息，请参见第9章）。

5.2.6　每次手术处理的靶病变数量

为了获得更大的血流动力学改善，有必要将肺动脉血流尽可能恢复正常。已知治疗的节段越多，患者血流动力学改善越大。因此，CTEPH患者的完全血运重建是BPA的最终治疗目标。然而，仅通过单次手术不可能完成。因此，我们将BPA进行分次操作，每次操作具有特定的终点。我们将每次手术的对比剂剂量限制在200ml以内，照射时间限制在60分钟以内。笔者所在医院近5年间的800多例次BPA操作中，对比剂的平均用量和每次操作的照射时间分别为80ml和35分钟。

对引起较大灌注缺损和闭塞性病变（即完全闭塞和次全闭塞病变）的病变进行治疗可以有效增加手术的效果，血流动力学改善较处理狭窄病变更显著。相反，这些努力可能会增加潜在危及生命的并发症的风险。应根据患者的血流动力学严重程度和术者的经验决定手术中靶病变的数量和类型。之前，我们在初始手术中只治疗狭窄病变，因为它们通常易于治疗，治疗的病变数量在4个左右。目前，我们治疗了单侧肺内的所有病变（10～15处病变），包括闭塞性病变，无论患者的血流动力学严重程度如何。通常，我们对所有病变采取分期扩张，目前BPA治疗可以通过4～5次手术完成（图5.4）。

5.2.7 并发症的识别与处理

即使谨慎地操作，由于治疗和疾病的性质，也不可能完全避免并发症。因此，我们必须为并发症的发生做好准备。在手术过程中，应避免的关键并发症是血管损伤，并且在发生出血后应谨慎处理。血管损伤的诊断和处理的细节在第11章中论述，简而言之，它可以通过以下4种体征来识别：新发咳嗽伴或不伴血痰、心率加快超过20次/分、氧饱和度下降超过5%和血管造影期间对比剂外渗。任何未经治疗的血管损伤均可能导致BPA后大出血或肺损伤，因此应在BPA手术过程中进行治疗。血管损伤的基本治疗方法是通过堵塞损伤血管近端止血。由于BPA的目的是恢复所有靶血管的血流，因此首选使用球囊或明胶海绵栓塞暂时闭塞损伤的肺动脉，而不是永久性闭塞，如弹簧圈栓塞。

5.3 治疗目标和随访

本中心BPA的最终治疗目标是达到静息平均肺动脉压力＜25mmHg和环境空气下血氧饱和度＞95%。为了达到该治疗目标，应对所有段动脉进行系统性治疗。然而少部分段肺动脉似乎无法用BPA治疗。随着操作者经验的积累，无法处理的肺动脉节段的数量将减少。重点是尽可能多地治疗病变。在完成所有可治疗病变的BPA后，我们通常在末次BPA手术后6个月进行患者随访，然后每年进行一次，持续5年。目前，约70%的患者在本中心6个月随访时达到了治疗目标。一旦患者达到治疗目标，如果继续进行充分的抗凝治疗，血流动力学在5年内恶化复发的情况极为罕见。因此，在这种情况下，5年后每年行右心导管术随访可能不是必须的。在6个月随访时未达到治疗目标的患者中，必须进行仔细随访，因为在这些患者中约一半存在症状或血流动力学恶化。

5.4 结论

在过去的18年里，我们不断改进BPA技术，建立了上述治疗策略和技术。因此，BPA已成为本中心不能手术的CTEPH患者的标准治疗方法。由于BPA作为CTEPH患者的替代治疗在全球范围内被推广，我们希望现代BPA技术可以提高该手术的有效性和安全性。

（译者 杨 涛）

参 考 文 献

1. Kim NH, Delcroix M, Jais X, Madani MM, Matsubara H, Mayer E, et al. Chronic thromboembolic pulmonary hypertension. Eur Respir J. 2019, 53: 1.

2. Shimura N, Kataoka M, Inami T, Yanagisawa R, Ishiguro H, Kawakami T, et al. Additional percutaneous transluminal pulmonary angioplasty for residual or recurrent pulmonary hypertension after pulmonary endarterectomy. Int J Cardiol. 2015, 183: 138-42.

3. Yanagisawa R, Kataoka M, Inami T, Shimura N, Ishiguro H, Fukuda K, et al. Safety and effcacy of percutaneous transluminal pulmonary angioplasty in elderly patients. Int J Cardiol. 2014, 175（2）: 285-9.

4. Fukuda K, Date H, Doi S, Fukumoto Y, Fukushima N, Hatano M, et al. Guidelines for the treatment of pulmonary hypertension（JCS 2017/JPCPHS 2017）. Circ J. 2019, 83（4）: 842-945.

5. Wiedenroth CB, Olsson KM, Guth S, Breithecker A, Haas M, Kamp JC, et al. Balloon pulmonary angioplasty for inoperable patients with chronic thromboembolic disease. Pulm Circ. 2018, 8（1）: 2045893217753122.

6. Inami T, Kataoka M, Kikuchi H, Goda A, Satoh T. Balloon pulmonary angioplasty for symptomatic chronic thromboembolic disease without pulmonary hypertension at rest. Int J Cardiol. 2019, 289: 116-8.

7. Wiedenroth CB, Ghofrani HA, Adameit MSD, Breithecker A, Haas M, Kriechbaum S, et al. Sequential treatment with riociguat and balloon pulmonary angioplasty for patients with inoperable chronic thromboembolic pulmonary hypertension. Pulm Circ. 2018, 8（3）: 2045894018783996.

8. Ogawa A, Matsubara H. After the dawn-balloon pulmonary angioplasty for patients with chronic thromboembolic pulmonary hypertension. Circ J. 2018, 82（5）: 1222-30.

9. Kawakami T, Ogawa A, Miyaji K, Mizoguchi H, Shimokawahara H, Naito T, et al. Novel angiographic classifcation of each vascular lesion in chronic thromboembolic

pulmonary hypertension based on selective angiogram and results of balloon pulmonary angioplasty. Circ Cardiovasc Interv. 2016, 9: 10.

10. Ejiri K, Ogawa A, Fujii S, Ito H, Matsubara H. Vascular injury is a major cause of lung injury after balloon pulmonary angioplasty in patients with chronic thromboembolic pulmonary hypertension. Circ Cardiovasc Interv. 2018, 11 (12): e005884.

11. Mizoguchi H, Ogawa A, Munemasa M, Mikouchi H, Ito H, Matsubara H. Refned balloon pulmonary angioplasty for inoperable patients with chronic thromboembolic pulmonary hypertension. Circ Cardiovasc Interv. 2012, 5 (6): 748-55.

12. Chausheva S, Naito A, Ogawa A, Seidl V, Winter MP, Sharma S, et al. Chronic thromboembolic pulmonary hypertension in Austria and Japan. J Thorac Cardiovasc Surg. 2019, 158 (2): 604-14.

13. Kitani M, Ogawa A, Sarashina T, Yamadori I, Matsubara H. Histological changes of pulmonary arteries treated by balloon pulmonary angioplasty in a patient with chronic thromboembolic pulmonary hypertension. Circ Cardiovasc Interv. 2014, 7 (6): 857-9.

14. Shimokawahara H, Ogawa A, Mizoguchi H, Yagi H, Ikemiyagi H, Matsubara H. Vessel stretching is a cause of lumen enlargement immediately after balloon pulmonary angioplasty: intravascular ultrasound analysis in patients with chronic thromboembolic pulmonary hypertension. Circ Cardiovasc Interv. 2018, 11 (4): e006010.

15. Kurzyna M, Darocha S, Pietura R, Pietrasik A, Norwa J, Manczak R, et al. Changing the strategy of balloon pulmonary angioplasty resulted in a reduced complication rate in patients with chronic thromboembolic pulmonary hypertension. A single-centre European experience. Kardiol Pol. 2017, 75 (7): 645-54.

16. Nagayoshi S, Ogawa A, Matsubara H. Spontaneous enlargement of pulmonary artery after successful balloon pulmonary angioplasty in a patient with chronic thromboembolic pulmonary hypertension. EuroIntervention. 2016, 12 (11): e1435.

17. Inami T, Kataoka M, Shimura N, Ishiguro H, Yanagisawa R, Kawakami T, et al. Incidence, avoidance, and management of pulmonary artery injuries in percutaneous transluminal pulmonary angioplasty. IntJ Cardiol. 2015, 201: 35-7.

6.1　引言

慢性血栓栓塞性肺动脉高压（CTEPH）的特点是主要的肺血管发生病变，这种病变是血栓阻塞肺循环中大血管血流引发的后遗症。在40%的病例中，这些病变伴有微血管疾病，这也是肺动脉内膜剥脱术（PEA）术后结局的一个预测因素。在15%的患者中，微血管疾病表现为肺血管造影（PAG）显示的胸膜下灌注不良，并且与对球囊肺血管成形术（BPA）的反应降低有关。在猪模型中，如果肺动脉高压（PH）得到缓解，微血管病变可能是短暂的并且能够痊愈，但没有证据表明这可能发生在人类身上。微血管疾病已被认为是CTEPH药物治疗的适应证，而主要血管病变是PEA和BPA的适应证，且治疗效果良好。

CTEPH可以通过PEA治愈，PEA是使用器械进入近端肺动脉血栓平面，并切除代表肺动脉树内部的剥离层的手术。然而，40%～50%的患者由于存在远端病变或共患病导致进行PEA手术的风险大于收益。此外，17%～51%的患者在PEA术后经历了持续性或复发性的PH。在多数情况下，这些病例都适合行BPA治疗，BPA是一种新兴的经皮介入方法，能够有效地恢复CTEPH或PEA术后持续性PH的患者狭窄或已经完全阻塞的肺动脉的血流。不同于PEA，BPA主要针对的是血管分叉处病变。BPA治疗的原理是通过破坏血管内血栓网、带，或在完全闭塞的情况下使得胶原栓子有控制地溶解穿孔，恢复相应供血区域的血流。与经皮冠状动脉成形术不同的是，BPA不损伤血管中膜，因此不会发生病变处再狭窄。病变被分为环状狭窄（A类）、网状病变（B

类）、次全闭塞（C类）、慢性完全阻塞（D类）和迂曲病变（E类）。

由于全世界范围内术者稀缺、手术步骤复杂、组织准备工作富有挑战造就PEA手术的独特性，使得超过50%的病例不能得到治疗，因此推动了替代疗法的发展。当药物治疗（详见第4章）已经快速招募到患者进行随机对照试验并且已经成功获批用于治疗无法手术的CTEPH或PEA后持续−复发的PH时，BPA于1988年才在欧洲首次开展，但后来因为在美国最初的病例系列中并发症率较高而被弃用。在过去的二十年里，日本术者改进了这项技术，从那时起BPA重新进入欧洲。必须记住，目前缺乏测试BPA相对PEA的有效性和安全性的随机对照试验。观察性注册登记表明，BPA术后6分钟步行距离（6MWD）的改善明显优于CTEPH药物治疗后（$P = 0.001$）。一项测试BPA相对利奥西呱药物治疗的有效性和安全性的随机对照试验报道了2019年秋季的为期26周的数据（RACE试验NCT02634203），但尚未发表。在第26周，BPA组52名患者的平均PVR下降至基线值的41%，而利奥西呱组53名患者的PVR为基线值的68%。虽然这些数据表明BPA的疗效更好，但接受BPA手术的患者并发症发生率更高。

本章节将基于观察性研究总结目前的BPA临床结局，包括血流动力学变化、世界卫生组织功能分级（WHO FC）、6MWD和并发症的变化（表6.1）。数据显示，BPA可显著改善肺血流动力学和运动耐量，表明其具有有效性和安全性。远期终点，如生活质量、对右心室功能（RVF）的影响和心肺运动试验将基于较小的病例系列报道来报告。

表6.1　已发表的包含≥50名患者的病例系列中的BPA临床结局，包括首个欧洲及首个美国病例系列的对比

项目	法国资料参考中心	汉诺威与巴特瑙海姆中心	本多中心注册登记研究（Okayama组织的目）	仙台病例系列	东京病例系列	奥斯陆病例系列	首个美国病例系列
年龄（岁）	63±14	65（55～74）	62±13	65+/−14	66岁（第25和75百分位，55岁及73岁）	60±10	平均51.8岁；范围14～75岁
女性（%）	49	61	80	81	78	50	47
手术次数	1006	266	1408	424	649	371	未发布
手术次数/人数	5（中位数）	5（中位数）	4（中位数）	5.0±2.5	4（中位数）	3.7±2.1（2～9）	2.6（1～5）
技术细节	0.014in导丝	0.014in导丝	主要使用0.014in导丝，完全阻塞性治疗	使用0.014in 3D重建CT引导，病变已治疗 OCT	未说明	结合直接引导导管，主要使用0.014in导丝	0.035in导丝，引导导管是7号法国高流量尾纤，其中大部分卷曲尖端被移除
患者数量	154	56	308	77	170	20	18
再次评估（距离最后一次BPA后月）	3～6	6	12.2±13.3	6	6～18（短期）	3	1～40
6MWD（m）基线	396±120	358±108	318±122	380±138	未发布	代以心肺运动测试	191
6MWD（m）BPA术后	441±104	391±108	430±109	486±112	未发布	代以心肺运动测试	454.5

续表

指标	法国资料参考中心	汉诺威与巴特瑙海姆中心	Okayama组织的日本多中心注册登记研究 本多中心	中位数3	中位数2	仙台病例系列	东京病例系列	奥斯陆病例系列	首个美国病例系列
WHO I & II级与 III & IV级人数比	35.3/64.7	78.7/21.3	15.0/85.0	73.0/25.0	68.0/28.0	未发布	未发布	3.0±0.5	3.3
mPAP（mmHg）	43.9±9.5	31.6±9.0	40±12	43.2±11.0	22.5±5.4	38±10	25±6	45±11	33.7±10.2
paO₂（mmHg）	65.0±9.0	73.3±12.0	62.0±9.0	66.0±10.0	未发布	未发布	未发布	未发布	未发布
SaO₂（%）	未发布	93.0±3.0	94.0±3.0	93.3±4.5	94.0±5.2	87.5±5.3	91.9±4.3	90±5	未发布
peak VO₂ [ml/（kg·min）]	未检测	未检测	未检测	未检测	未检测	未检测	未发布	13.6±5.6	未发布
CO（L/min）	4.8±1.2	5.6±1.4	4.4±1.1	4.6±1.2	2.8±0.6	未发布	3.1	4.9±1.6	5.4±1.9
CI [L/（min·m²）]	2.7±0.6	3.1±0.8	2.4±0.6	2.5±0.6	2.8±0.6	2.7±0.7	2.6	2.0±0.6	2.1±0.6
PVR（dyne·s·cm⁻⁵）	604±226	329±177	591±286	440±279	288±195	584±256	304±80	TPR: 1832±720	TPR: 1360±640
使用利奥西呱和/或其他治疗肺动脉高压药物的患者（%）	62	未发布	92	72	45	96	40.8	10	当时无获批药物，标示外使用情况不详

续　表

	法国资料参考中心	汉诺威与巴特瑙海姆中心	Okayama组织的日本多中心注册登记研究	仙台病例系列	东京病例系列	奥斯陆病例系列	首个美国病例系列
肺损伤（%）	9.1	9.4	17.8	8	未发布	35	23
30天死亡率（%）	2.2	1.8	2.6	0	2.3	10	5.5

注：数据取自插图。

6MWD. 6分钟步行距离，BPA. 球囊肺血管成形术，CO. 心输出量，CI. 心脏指数，CTEPH. 慢性血栓栓塞性肺动脉高压，mPAP. 平均肺动脉压力，PEA. 肺动脉内膜剥脱术，peak VO₂ 摄氧峰值，PVR. 肺血管阻力，SaO₂ 血氧饱和度，WHO. 世界卫生组织。

6.2　BPA的适应证

BPA适用于患有无法手术的合并症且技术上无法手术的CTEPH患者，例如：主要病变位于血管远端的患者、患者偏好、缺乏PEA的临床专业知识，以及针对高危的、接受非心脏手术的CTEPH患者的术前准备。在最近一系列不能手术的CTEPH患者中发现，基线纽约心脏协会功能分级、右心房压力（RAP）和6分钟步行距离是患者生存的独立预测因素。多元分析显示，基线6MWD（距离每增加20m）［危险比（HR），0.879；95%CI，0.832～0.928，$P<0.001$）以及BPA（HR，0.307；95%CI，0.099～0.957；$P=0.042$）与生存率独立相关，强调了BPA治疗在该人群中的重要性。

6.3　BPA对血流动力学的影响

CTEPH的机械治疗，如PEA和BPA，能够显著改善患者的血流动力学指标，这种改善超出了使用血管扩张剂治疗患有毛细血管前性、非血栓栓塞性肺动脉高压且血管反应试验阴性的受试者所获得的任何变化。不同于PEA，BPA包括了一系列扩大球囊以逐渐降低压力的步骤。BPA不会在手术后立刻改善血流动力学，而是需要一段时间后才能显现出疗效。因此，术者需要同意在第一次BPA之前立即报告基线血流动力学数据，并在最后一次BPA后3～6个月报告最终数据。病变的完全治疗被定义为肺血流3级，靶点的远端：近端血压（通过压力导丝检测）＞0.8，且治疗病灶远端的平均肺动脉压力＜35mmHg（由无血管舒张的压力导丝确定）。"完全BPA"被定义为对所有可识别和可接近的病变的完全治疗，和/或已达到血流动力学目标。血流动力学方面的治疗目标仍然不尽相同，一些群体的治疗目标是血压低于正常定义值，在BPA治疗中添加血管扩张剂用于治疗的方案各不相同，但血管扩张剂治疗确实会影响到血流动力学反应。值得一提的是，血管扩张剂治疗主要影响的是心输出量（CO），而BPA还能影响平均肺动脉压力（mPAP）。

表6.1展示了BPA术后的短期结果。长期结果维持在50.3个月，并且似乎可持续长达10年，存活率为89.7%（414名患者的未发表数据）。

2017年，日本7家机构首次对接受BPA的患者进行多中心注册登记研究，结果显示在相对较低的并发症发生率下，患者血流动力学得到了显著改善。同年，汉诺威和巴特瑙海姆中心出版了第一份德国临床经验（表6.1）。2019年，法国参考中心公布了184名无法手术的CTEPH患者的结果，这些患者接受了1006次BPA治疗。日本多中心注册登记研究结果报告的术后mPAP为22mmHg，而法国的这项数据为31mmHg（表6.1），二者的基线mPAP均为43mmHg。虽然后续导管插入术的具体时间可以一定程度上解释二者存在的差异，但BPA术后的血管扩张剂治疗和操作者经验的参差也是重要原因。然而，已发表的数据表明，日本和欧洲CTEPH患者之间的代谢和凝血标志物也存在内在差异。另一个差异是BPA术后心输出量的变化。虽然欧洲患者的情况有所改善，但接受BPA的日本患者的心输出量和心指数几乎没有发生改变。这些观察结果可能表明，右心室重塑具有民族学依赖性特征，这可能与右心室纤维化程度不同有关。尽管欧洲患者的心输出量受到很大影响，日本患者肺血管阻力的下降也是十分显著的（表6.1）。

波兰的一个小规模系列病例记录了在10位患者中BPA的有利影响，该群体中位年龄81（75～88）岁，中位6MWD由221（80～320）m增长到345（230～455）m（$P < 0.01$）。BPA术中以及术后中位随访时间553（81～784）天内没有发生严重并发症。不久后，波兰的BPA多中心注册登记研究将报告他们的国家数据。另一个来自日本的病例系列报告在≥70岁的人群中取得了良好的效果。如今，BPA已经在全球范围内开展，并且正在被用于导致CTEPH的任何情况。

一些荟萃分析和综述进一步支持了BPA对肺血流动力学存在有益影响的观点。Tanabe等人回顾了2018年的26项非随机研究，其中选择了13项研究（493名患者）：最近的10项研究包括了来自对应机构的完整数据。平均肺动脉压力从39.4～56.0mmHg下降至20.9～36.0mmHg，6分钟步行距离从191～405m增加到359～501m。80名接受BPA的患者的2年死亡率相较68名只接受药物治疗患者的2年死亡率有显著降低（1.3% *vs.* 13.2%）；风险比为0.14（95%CI，0.03～0.76）。

在Zoppellaro等人的一项荟萃分析中，纳入了14项研究（共725名患者），显示BPA与平均肺动脉压力降低（从43mmHg至32.5mmHg）、肺血管阻力降低（从9.94WU至5.06WU）、心指数增加［从2.35L/（min·m²）至2.62L/（min·m²）］、6分钟步行距离增加（从345m至442m）有关。

在第二项荟萃分析中，纳入了17项非比较研究，包含670名CTEPH患者（平均年龄62岁；女性占68%），结果显示BPA导致平均肺动脉压力显著降低［−14.2mmHg（95%CI，−18.9 ～ −9.5）］、PVR降低［−303.5dyne·s·cm⁻⁵（95%CI，−377.6 ～ −229.4）］、平均RAP降低［−2.7mmHg（95%CI，−4.1 ～ −1.3）］，6MWD增加［67.3m（95%CI，53.8 ～ 80.8）］、心输出量增加［0.2L/min（95%CI，0.0 ～ 0.3）］。

6.4　BPA对WHO功能分级、心肺活动耐量和呼吸功能的影响

在接受BPA治疗后的CTEPH患者中能够观察到心肺功能以及血流动力学的改善。在肺下叶，BPA术后CO弥散量（DL_{CO}）预测百分比下降，而通气/CO_2产出（VE/VCO₂）斜率得到显著改善。然而，最近在2020年欧洲心脏病学会会议上发布的摘要中提到，来自神户的Matsuyoka等人报道称虽然BPA能够大幅改善患者的血流动力学和活动耐量，但是术后动脉氧合并没有恢复正常。在他们研究的一系列病例中，运动时的氧饱和度和一氧化碳弥散量（%DL_{CO}/VA）仍然保持不变。动脉氧合是BPA治疗期间最后一个改善的参数。在东京的病例系列中，基线时免于家庭氧疗的比例为15.3%，中期时为29.0%（95% CI，17.2 ～ 41.8），BPA后长期随访时为38.6%（95% CI，25.0 ～ 52.0）。

6.5　BPA对右心室功能的影响

BPA通过减轻右心室不同步来改善右心室功能。一项研究证实了这一观察结果，通过散斑跟踪超声心动图检查到BPA术后右心室的电-机械活动延迟和分散得到了显著的改善。对于左心室和右心室游离壁，环向应变的峰值时间（Tpeak）作为心室间不同步的参数是由心脏磁共振来测算的。左心室舒张末期容积增加（$r = 0.65$，$P < 0.01$）、每搏输出量增加（$r = 0.74$，$P < 0.001$）和

6MWD增加（$r=0.54$，$P<0.05$）均与左-右心室延迟的减轻有关。

6.6　BPA对生活质量（QoL）的影响

25名无法手术或持续性CTEPH的患者在BPA治疗前和≥3次BPA治疗后填写了36项简表（SF-36v2）问卷。治疗完成后生活质量的心理部分总分改善与6MWD改善是一致的。在英国的病例系列中，连续30名无法手术、符合解剖学要求、有症状的患者接受1～6次BPA治疗后生活质量评分降低［CAMPHOR症状评分：（8.7 ± 5.4）$vs.$（5.6 ± 6.1），$P=0.0005$］，与此同时肺动脉压力降低［mPAP：（44.7 ± 11.0）$vs.$（34.4 ± 8.3）mmHg，$P<0.0001$］、PVR降低［（663 ± 281）$vs.$（436 ± 196）dyne·s·cm^{-5}，$P<0.0001$］、WHO功能分级以及活动耐量恢复［6MWD：（366 ± 107）$vs.$（440 ± 94）m，$P<0.0001$］。

6.7　BPA对生存率的影响

大型注册登记研究报告的生存率（表6.1）超过了动脉型肺动脉高压的生存率。例如，在法国注册登记研究中3年生存率为95.1%，在日本的多中心注册登记研究中为94.5%（95% CI，89.3%～97.3%）。在Tanabe的综述中，没有观察到接受BPA治疗的（97名）和接受PEA治疗的（63名）患者的2年生存率之间存在显著差异。在12项报告死亡率的、中位随访时间为BPA术后9个月（1～51个月）的研究中，短期（≤1个月）和大于1个月死亡率分别为1.9%和5.7%。

6.8　BPA对肾功能的影响

BPA不仅能改善肺功能，而且会对全身血流动力学产生影响。51名接受5（±2）次BPA治疗的患者每次接受133ml（±48；21～300）对比剂，在整个疗程中接受691ml（±24；240～1410）。6次（2.3%）手术后发生急性肾损伤。在基线至6个月随访中，肌酐［80.1μmol/L（IQR 67.8～96.8μmol/L）$vs.$77.4μmol/L（IQR 66.9～91.5μmol/L），$P=0.02$］和尿素水平［13.7mmol/L（IQR 10.7～16.6mmol/L）$vs.$12.5mmol/L（IQR 10.0～15.5mmol/L），$P=0.02$］

均下降。预计肾小球滤过率（eGFR）{79ml/（min·m²）（IQR 59～94ml/（min·m²）vs.79.6ml/（min·m²）[IQR 67.1～95.0ml（min·m²）]，$P=0.11$}没有变化。在≥2期慢性肾脏病患者中，从基线到随访6个月，eGFR增加，肌酐和尿素下降。BPA改善了肺功能和全身血流动力学，且对于肾功能也有所裨益。重复使用对比剂似乎对肾功能没有损伤。

在波兰的临床经验中，BPA术后72小时内GFR不会产生显著变化。除了右房压降低[（9.1±4.1）vs.（5.0±2.2）mmHg，$P<0.001$]、mPAP降低[（49.1±10.7）vs.（29.8±8.3）mmHg，$P<0.001$]、CI增加[（2.42±0.6）vs.（2.70±0.6）L/（min·m²），$P=0.004$]、PVR降低[（9.42±3.6）vs.（4.4±2.3）WU，$p<0.001$]之外，GFR也有明显改善[（75.4±21.2）vs.（80.9±22.4）ml/（min·1.73m²），$P=0.012$]。在基线时肾功能受损的12名患者中，GFR的增加与CI的改善（$r=0.060$，$P=0.037$）、RAP的改善（$r=0.587$，$P=0.044$）以及混合静脉血氧饱和度的改善（$r=0.069$，$P=0.012$）显著相关。

6.9　特殊情况下的BPA（表6.2）

2例研究报道了不成功PEA术后的挽救性BPA手术。虽然经皮介入的优势之一是其快速可用性，但BPA不会立刻缓解肺动脉压力，而是需要体外膜肺氧合支持。同时进行PEA和BPA引起了研究者们相当大的兴趣，特别是因为BPA可以在低肺压条件下的体外循环保护下进行，但该技术目前只有在巴特瑙海姆中心才能开展。

BPA还能有效改善慢性血栓栓塞性疾病（CTED）的血流动力学。在德国CTED病例系列中，PVR从（234±68）dyne·s·cm⁻⁵降至（167±40）dyne·s·cm⁻⁵，代价是出现了1例轻度咯血。虽然Wiedenroth的患者无法进行手术，但在英国的一系列CTED病例中开展了PEA手术。手术后没有住院期死亡的患者，但并发症发生率为40%，主要是需要心脏复律的室上性心律失常或手术切口问题。mPAP[（21±5）mmHg至（18±5）mmHg]和PVR[（164±104）dyne·s·cm⁻⁵至（128±60）dyne·s·cm⁻⁵]均显著下降。

表6.2　已发表的文章中，BPA作为PEA后挽救性手术、与PEA同步实施的手术以及PEA后的手术的临床结局

	PEA后挽救性手术		BPA作为PEA后挽救性手术 与PEA同步实施的手术		PEA后的手术		
	Nakamura 等人	Collaud 等人	德国病例系列	鲁汶经验	波兰病例系列	神户病例系列	东京病例系列
患者总数	1	3	3	18（5例PEA术后）	15	44	9
年龄（岁）	41	65.3	65.3±6.4	61±19	50.4±13.5	63.9±2.5	55.1 (44.9～61.7)
女性（%）	100	66	1 (33)	55	40	9 (90)	77
手术次数	1	1	3	91	71	24	44
手术次数/人	1	1	1	4 (2～8)	4.7±1.4	2.4±0.3	未发布
PEA和首次BPA 间隔时间	6天	POD 16, POD 3, POD 1	0	未发布	28.1± 25.8个月	7.3± 2.3个月	49.2 (32.4～94.8) 个月
		基线	基线 / PEA/BPA术后	术前 / BPA术后	基线 / PEA和BPA术后	基线 / PEA和BPA术后	BPA术后 / PEA和BPA术后
患者数	1	3	3	18 (PEA术后病例未单独报道)	15	44 (PEA与BPA后10例)	9
再次血流动力学评估距离最后一次BPA时间	1位幸存者 POD24	术后1天	术后1天	72天 (范围26～282天)	1～1.5月	6个月	22.8 (15.6～39.6) 个月

续　表

指标	PEA后挽救性手术	与PEA同步实施的手术	PEA后的手术				
	Nakamura 等人	Collaud 等人	德国病例系列	鲁汶经验	波兰病例系列	神户病例系列	东京病例系列
6MWD (m)	不适用	不适用	未发布	412±167；402±196	383±104；476±107	338±62；429±38	358±108；391±108
WHO	不适用	不适用	3.6±0.6；1.3±0.6	2（1~4）；2（1~3）	IV级1人,III级8人,II级6人；III级2人,II级11人,I级2人	0/5/4/1；7/3/0/0	II级3人,III级5人,IV级1人；I级7人,II级2人
mPAP (mmHg)	50　23	58	64.6±0.6；37.6±7.5	44±12；31±12	44.7±6.4；30.8±7.5	26.9±3.1；18.7±1.7	43（30~52）；26
SaO_2 (%)	未发布	未发布	未发布	未发布	95±2.3；95.25±4.5	95.6±0.7；94.0±0.6	未发布
Peak VO_2 [ml/(kg·min)]	不适用	不适用	不适用	未发布	未发布	15.0±2.1；17.7±1.8	未发布
CO (L/min)	5.5	4.6	未发布	4.3±1.0；5.0±1.1	5.34±1.4；5.27±1.23	未发布	3.9；4.2
CI [L/(min·m^2)]	4.0	未发布	未发布	2.3±0.4；2.7±0.6	2.9±0.74；2.9±0.9	2.2±0.2；2.3±0.2	（3.4~4.3）；（3.2~4.8）
PVR (dyne·s·cm^{-5})	340	1170	1360±440.8；518.6±146.1	672±288；368±264	551.9±185.2；343.8±123.8	386±42；244±35	648（488~984）；320（224~384）

续　表

	PEA后挽救性手术		与PEA同步实施的手术		PEA后的手术		
	Nakamura 等人	Collaud 等人	德国病例系列	鲁汶经验	波兰病例系列	神户病例系列	东京病例系列
使用利奥西呱和/或其他治疗肺高压药物的患者(%)	100	100	未发布	72	100	40	未发布
肺损伤(%)	100	100	100	5.4	2.8	33.3	2.3
30天死亡率(%)	0	66	0	0	0	0	0

注：6MWD. 6分钟步行距离，BPA. 球囊肺血管成形术，CO. 心输出量，CI. 心脏指数，CTEPH. 慢性血栓栓塞性肺动脉高压，mPAP. 平均肺动脉压力，PEA. 肺动脉内膜剥脱术，peak VO_2. 摄氧峰值，PVR. 肺血管阻力，SaO_2. 血氧饱和度，WHO. 世界卫生组织。

6.10　并发症

表6.1总结了BPA术后的并发症发生率。血管损伤是CTEPH患者BPA术后出现肺损伤的最主要原因。相比之下，再灌注性肺水肿更为罕见，并且发生较晚，通常在术后24～72小时。与表6.1中显示的数据一致，Tanabe的综述显示BPA的早期死亡率在0～14.3%；肺损伤发生在7.0%～31.4%的治疗过程中。在对873处病变进行的多变量分析中，闭塞性病变是手术相关并发症的唯一独立预测因素［调整优势比5.83（95%CI，1.94～17.47，$P = 0.002$）］。基线血流动力学不是并发症的预测因素。然而，法国每位患者的多变量分析显示，基线mPAP（OR，1.08；95%CI，1.039～1.130；$P < 0.001$）和进行BPA手术的时机（最近对比初始期；OR，0.367；95%CI，0.175～0.771；$P = 0.008$）是与肺损伤相关的重要因素。在Zoppellaro的荟萃分析中，2.1%的患者发生围手术期死亡（95%CI，0.8～4.1），而据报道再灌注和肺血管损伤率分别为9.3%（95%CI，3.1～18.4）和2.3%（95%CI，0.9～4.5）。所有病例系列都报道了学习曲线，随着时间的推移并发症显著减少，并且BPA术后住院时间缩短。

6.11　BPA的临床局限性

目前BPA的常规适应证是无法进行PEA手术的CTEPH，文献指出亚段和远端病变是BPA的主要治疗靶点。然而，在许多中心的BPA学习曲线中，BPA在靶向肺叶和段的血管病变中取得了良好疗效，而这也是PEA的主要目标病变。位于非常远端的动脉，即横截面直径≤2mm者，即使是最先进的手术设备也无法到达，这些通常也不是BPA的良好靶点。根据Kawakami等人的病变分类，慢性完全闭塞，尤其是D型病变，是重要的靶点，但这种病变血管往往难以打开，并且手术通常会导致并发症。BPA的另一个局限性是，对于单个操作者或成对操作者而言，病变的数量通常难以处理，并且需要重复地手术。在这些设置中，辐射和对比度是明显的限制。患有严重微血管疾病的CTEPH亚组，例如，脾切除术后的患者，其手术往往是特别有难度的。Taniguchi及其同事报道称，15%的患者可以观察到胸膜下灌注不良，表明存在微血管疾病，这与对BPA治疗的反应降低有关。

最后，CTEPH人群的合并症加重了患者的手术负担，例如高龄、神经系统疾病、恶性肿瘤、慢性疼痛、抑郁和不可逆的肺实质损伤。BPA术后的氧合持续受损是由残留的肺内分流导致的，这仍然与运动耐量降低有关。

6.12   讨论与结论

最近的数据证实了BPA用于治疗不能手术的CTEPH和持续性/复发性PH的整体临床安全性和有效性。我们了解到，mPAP的绝对变化与BPA手术治疗肺段数量直接相关，这影响到WHO功能分级、6MWD和生活质量。BPA的临床效果具有持续性，欧洲许多CTEPH中心的观察数据表明BPA的疗效与PEA相似。在CTEPH中心，BPA可能不是单一的治疗策略，而是与PEA和药物疗法相辅相成，共同用于患者的治疗。

（译者　高璐阳）

参 考 文 献

1. Gerges C, Gerges M, Friewald R, Fesler P, Dorfmuller P, Sharma S, et al. Microvascular disease in chronic thromboembolic pulmonary hypertension: hemodynamic phenotyping and Histomorphometric assessment. Circulation. 2020, 141（5）: 376-86.
2. Taniguchi Y, Brenot P, Jais X, Garcia C, Weatherald J, Planche O, et al. Poor subpleural perfusion predicts failure after balloon pulmonary angioplasty for non-operable chronic thromboembolic pulmonary hypertension. Chest. 2018, 154（3）: 521-31.
3. Boulate D, Perros F, Dorfmuller P, Arthur-Ataam J, Guihaire J, Lamrani L, et al. Pulmonary microvascular lesions regress in reperfused chronic thromboembolic pulmonary hypertension. J Heart Lung Transplant. 2015, 34（3）: 457-67.
4. Lang IM, Madani M. Update on chronic thromboembolic pulmonary hypertension. Circulation. 2014, 130（6）: 508-18.
5. Pepke-Zaba J, Delcroix M, Lang I, Mayer E, Jansa P, Ambroz D, et al. Chronic thromboembolic pulmonary hypertension（CTEPH）: results from an international prospective registry. Circulation. 2011, 124（18）: 1973-81.
6. Archibald CJ, Auger WR, Fedullo PF, Channick RN, Kerr KM, Jamieson SW, et al. Long-term out-come after pulmonary thromboendarterectomy. Am J Respir Crit Care Med. 1999, 160（2）: 523-8.
7. Skoro-Sajer N, Marta G, Gerges C, Hlavin G, Nierlich P, Taghavi S, et al. Surgical

specimens，haemodynamics and long-term outcomes after pulmonary endarterectomy. Thorax. 2014，69（2）：116-22.

8. Cannon JE，Su L，Kiely DG，Page K，Toshner M，Swietlik E，et al. Dynamic risk stratification of patient long-term outcome after pulmonary endarterectomy：results from the United Kingdom National Cohort. Circulation. 2016，133（18）：1761-71.

9. Räber L，Ueki Y，Lang IM. Balloon pulmonary angioplasty for the treatment of chronic thromboembolic pulmonary hypertension. EuroIntervention. 2019，15（9）：e814-5.

10. Lang I，Meyer BC，Ogo T，Matsubara H，Kurzyna M，Ghofrani HA，et al. Balloon pulmonary angioplasty in chronic thromboembolic pulmonary hypertension. European respiratory review：an official journal of the European respiratory. Society. 2017，26：143.

11. Kawakami T，Ogawa A，Miyaji K，Mizoguchi H，Shimokawahara H，Naito T，et al. Novel angiographic classification of each vascular lesion in chronic thromboembolic pulmonary hypertension based on selective angiogram and results of balloon pulmonary angioplasty. Circ Cardiovasc Interv. 2016，9：10.

12. Ghofrani HA，D'Armini AM，Grimminger F，Hoeper MM，Jansa P，Kim NH，et al. Riociguat for the treatment of chronic thromboembolic pulmonary hyper-tension. N Engl J Med. 2013，369（4）：319-29.

13. Sadushi-Kolici R，Jansa P，Kopec G，Torbicki A，Skoro-Sajer N，Campean IA，et al. Subcutaneous treprostinil for the treatment of severe non-operable chronic thromboembolic pulmonary hypertension（CTREPH）：a double-blind，phase 3，randomised controlled trial. Lancet Respir Med. 2019，7（3）：239-48.

14. Voorburg JA，Cats VM，Buis B，Bruschke AV. Balloon angioplasty in the treatment of pulmonary hyper-tension caused by pulmonary embolism. Chest. 1988，94（6）：1249-53.

15. Feinstein JA，Goldhaber SZ，Lock JE，Ferndandes SM，Landzberg MJ. Balloon pulmonary angioplasty for treatment of chronic thromboembolic pulmonary hypertension. Circulation. 2001，103（1）：10-3.

16. Kataoka M，Inami T，Hayashida K，Shimura N，Ishiguro H，Abe T，et al. Percutaneous transluminal pulmonary angioplasty for the treatment of chronic thromboembolic pulmonary hypertension. Circ Cardiovasc Interv. 2012，5（6）：756-62.

17. Mizoguchi H，Ogawa A，Munemasa M，Mikouchi H，Ito H，Matsubara H. Refined balloon pulmonary angioplasty for inoperable patients with chronic thromboembolic pulmonary hypertension. Circ Cardiovasc Interv. 2012，5（6）：748-55.

18. Sugimura K，Fukumoto Y，Satoh K，Nochioka K，Miura Y，Aoki T，et al. Percutaneous transluminal pulmonary angioplasty markedly improves pulmonary hemodynamics and long-term prognosis in patients with chronic thromboembolic pulmonary hypertension. Circ J. 2012，76（2）：485-8.

19. Taniguchi Y, Miyagawa K, Nakayama K, Kinutani H, Shinke T, Okada K, et al. Balloon pulmonary angioplasty: an additional treatment option to improve the prognosis of patients with chronic thromboembolic pulmonary hypertension. EuroIntervention. 2014, 10（4）: 518-25.

20. Andreassen AK, Ragnarsson A, Gude E, Geiran O, Andersen R. Balloon pulmonary angioplasty in patients with inoperable chronic thromboembolic pulmonary hypertension. Heart. 2013, 99（19）: 1415-20.

21. Roik M, Wretowski D, Labyk A, Irzyk K, Lichodziejewska B, Dzikowska-Diduch O, et al. Refined balloon pulmonary angioplasty-a therapeutic option in very elderly patients with chronic thromboembolic pulmonary hypertension. J Interv Cardiol. 2017, 30（3）: 249-55.

22. Olsson KM, Wiedenroth CB, Kamp JC, Breithecker A, Fuge J, Krombach GA, et al. Balloon pulmonary angioplasty for inoperable patients with chronic thromboembolic pulmonary hypertension: the initial German experience. Eur Respir J. 2017, 49: 6.

23. Darocha S, Pietura R, Pietrasik A, Norwa J, Dobosiewicz A, Pilka M, et al. Improvement in quality of life and hemodynamics in chronic thromboembolic pulmonary hypertension treated with balloon pulmonary angioplasty. Circulation. 2017, 81（4）: 552-7.

24. Brenot P, Jais X, Taniguchi Y, Garcia Alonso C, Gerardin B, Mussot S, et al. French experience of balloon pulmonary angioplasty for chronic thromboembolic pulmonary hypertension. Eur Respir J. 2019, 53: 5.

25. Phan K, Jo HE, Xu J, Lau EM. Medical therapy versus balloon angioplasty for CTEPH: a systematic review and meta-analysis. Heart Lung Circ. 2018, 27（1）: 89-98.

26. Ogawa A, Satoh T, Fukuda T, Sugimura K, Fukumoto Y, Emoto N, et al. Balloon pulmonary angioplasty for chronic thromboembolic pulmonary hypertension: results of a multicenter registry. Circ Cardiovasc Qual Outcomes. 2017, 10: 11.

27. Aoki T, Sugimura K, Tatebe S, Miura M, Yamamoto S, Yaoita N, et al. Comprehensive evaluation of the effectiveness and safety of balloon pulmonary angioplasty for inoperable chronic thrombo-embolic pulmonary hypertension: long-term effects and procedure-related complications. Eur Heart J. 2017, 38（42）: 3152-9.

28. Inami T, Kataoka M, Yanagisawa R, Ishiguro H, Shimura N, Fukuda K, et al. Long-term outcomes after percutaneous transluminal pulmonary angioplasty for chronic thromboembolic pulmonary hyper-tension. Circulation. 2016, 134（24）: 2030-2.

29. Yamagata Y, Ikeda S, Nakata T, Yonekura T, Koga S, Muroya T, et al. Balloon pulmonary angioplasty is effective for treating peripheral-type chronic thromboembolic pulmonary hypertension in elderly patients. Geriatr Gerontol Int. 2018, 18（5）: 678-84.

30. Watanabe K, Ito N, Ohata T, Kariya T, Inui H, Yamada Y. Preoperative balloon pulmonary angioplasty enabled noncardiac surgery of a patient with chronic thromboembolic pulmonary hypertension（CTEPH）: a case report. Medicine. 2019, 98（10）: e14807.

31. Taniguchi Y，Jaïs X，Jevnikar M，Boucly A，Weatherald J，Brenot P，et al. Predictors of survival in patients with not-operated chronic thromboembolic pulmonary hypertension. J Heart Lung Transplant. 2019，38（8）：833-42.

32. Inami T，Kataoka M，Shimura N，Ishiguro H，Yanagisawa R，Taguchi H，et al. Pulmonary edema predictive scoring index（PEPSI），a new index to predict risk of reperfusion pulmonary edema and improvement of hemodynamics in percutaneous transluminal pulmonary angioplasty. JACC Cardiovasc Interv. 2013，6（7）：725-36.

33. Shinkura Y，Nakayama K，Yanaka K，Kinutani H，Tamada N，Tsuboi Y，et al. Extensive revascularisation by balloon pulmonary angioplasty for chronic thromboembolic pulmonary hypertension beyond haemodynamic normalisation. EuroIntervention. 2018，13（17）：2060-8.

34. Wiedenroth CB，Ghofrani HA，Adameit MSD，Breithecker A，Haas M，Kriechbaum S，et al. Sequential treatment with riociguat and balloon pulmonary angioplasty for patients with inoperable chronic thromboembolic pulmonary hypertension. Pulmonary Circulation. 2018，8（3）：2045894018783996.

35. Wang W，Wen L，Song Z，Shi W，Wang K，Huang W. Balloon pulmonary angioplasty vs riociguat in patients with inoperable chronic thromboembolic pulmonary hypertension：a systematic review and meta-analysis. Clin Cardiol. 2019，42（8）：741-52.

36. Lang IM，Matsubara H. Balloon pulmonary angioplasty for the treatment of chronic thromboembolic pulmonary hypertension：is Europe behind? Eur Respir J. 2019，53：1900843.

37. Chausheva S，Naito A，Ogawa A，Seidl V，Winter MP，Sharma S，et al. Chronic thromboembolic pulmonary hypertension in Austria and Japan. J Thorac Cardiovasc Surg. 2019，158（2）：604-14.

38. Ozawa K，Funabashi N，Takaoka H，Tanabe N，Tatsumi K，Kobayashi Y. Detection of right ventricular myocardial fibrosis using quantitative CT attenuation of the right ventricular myocardium in the late phase on 320 slice CT in subjects with pulmonary hypertension. Int J Cardiol. 2017，228：165-8.

39. Velázquez Martín M，Albarrán González-Trevilla A，Alonso Charterina S，García Tejada J，Cortina Romero JM，Escribano SP. Balloon pulmonary angioplasty for inoperable patients with chronic thromboembolic pulmonary hypertension. Preliminary experience in Spain in a series of 7 patients. Rev Esp Cardiol. 2015，68（6）：535-7.

40. de Waard GA，Melenhorst MC，van Leeuwen MA，Bogaard HJ，Lely RJ，van Royen N. Balloon pulmonary angioplasty for chronic thromboembolic pulmonary hypertension. Ned Tijdschr Geneeskd. 2016，160：A9807.

41. Mahmud E，Behnamfar O，Ang L，Patel MP，Poch D，Kim NH. Balloon pulmonary angioplasty for chronic thromboembolic pulmonary hypertension. Interv Cardiol Clin. 2018，7（1）：103-17.

42. Danilov NM，Matchin YG，Chernyavsky AM，Edemsky AG，Grankin DS，Sagaydak

OV, et al. Balloon pulmonary angioplasty for patients with inoperable chronic thromboembolic pulmonary hypertension. Ter Arkh. 2019, 91（4）: 43-7.

43. Sepúlveda P, Ortega J, Armijo G, Torres J, Ramírez P, Backhouse C, et al. Balloon pulmonary angioplasty for the treatment of chronic thromboembolic pulmonary hypertension. Rev Med Chil. 2019, 147（4）: 426-36.

44. Hoole SP, Coghlan JG, Cannon JE, Taboada D, Toshner M, Sheares K, et al. Balloon pulmonary angioplasty for inoperable chronic thromboembolic pulmonary hypertension: the UK experience. Open heart. 2020, 7（1）: e001144.

45. Karyofyllis P, Tsiapras D, Papadopoulou V, Diamantidis MD, Fotiou P, Demerouti E, et al. Balloon pulmonary angioplasty is a promising option in thalassemic patients with inoperable chronic thromboembolic pulmonary hypertension. J Thromb Thrombolysis. 2018, 46（4）: 516-20.

46. Tanabe N, Kawakami T, Satoh T, Matsubara H, Nakanishi N, Ogino H, et al. Balloon pulmonary angioplasty for chronic thromboembolic pulmonary hypertension: a systematic review. Respir Investig. 2018, 56（4）: 332-41.

47. Zoppellaro G, Badawy MR, Squizzato A, Denas G, Tarantini G, Pengo V. Balloon pulmonary angioplasty in patients with chronic thromboembolic pulmonary hypertension-a systematic review and meta-analysis. Circulation. 2019, 83（8）: 1660-7.

48. Khan MS, Amin E, Memon MM, Yamani N, Siddiqi TJ, Khan SU, et al. Meta-analysis of use of balloon pulmonary angioplasty in patients with inoperable chronic thromboembolic pulmonary hypertension. Int J Cardiol. 2019, 2019: 5.

49. Anand V, Frantz RP, DuBrock H, Kane GC, Krowka M, Yanagisawa R, et al. Balloon pulmonary angioplasty for chronic thromboembolic pulmonary hyper-tension: initial single-center experience. Mayo Clinic Proc Innov Qual Outcomes. 2019, 3（3）: 311-8.

50. Jin Q, Luo Q, Yang T, Zeng Q, Yu X, Yan L, et al. Improved hemodynamics and cardiopulmonary function in patients with inoperable chronic thromboembolic pulmonary hypertension after balloon pulmonary angioplasty. Respir Res. 2019, 20（1）: 250.

51. Akizuki M, Serizawa N, Ueno A, Adachi T, Hagiwara N. Effect of balloon pulmonary angioplasty on respiratory function in patients with chronic thromboembolic pulmonary hypertension. Chest. 2017, 151（3）: 643-9.

52. Tsugu T, Murata M, Kawakami T, Minakata Y, Kanazawa H, Kataoka M, et al. Changes in right ventricular dysfunction after balloon pulmonary angioplasty in patients with chronic thrombo-embolic pulmonary hypertension. Am J Cardiol. 2016, 118（7）: 1081-7.

53. Kanar BG, Mutlu B, Atas H, Akaslan D, Yıldızeli B. Improvements of right ventricular function and hemodynamics after balloon pulmonary angioplasty in patients with chronic thromboembolic pulmonary hypertension. Echocardiography. 2019, 36（11）: 2050-6.

54. Yamasaki Y, Nagao M, Abe K, Hosokawa K, Kawanami S, Kamitani T, et al.

Balloon pulmonary angioplasty improves interventricular dyssynchrony in patients with inoperable chronic thromboembolic pulmonary hypertension: a cardiac MR imaging study. Int J Cardiovasc Imaging. 2017, 33 (2): 229-39.

55. Kriechbaum SD, Wiedenroth CB, Hesse ML, Ajnwojner R, Keller T, Sebastian Wolter J, et al. Development of renal function during staged balloon pulmonary angioplasty for inoperable chronic thromboembolic pulmonary hypertension. Scand J Clin Lab Invest. 2019, 79 (4): 268-75.

56. Darocha S, Banaszkiewicz M, Pietrasik A, Siennicka A, Piorunek M, Grochowska E, et al. Changes in estimated glomerular filtration after balloon pulmonary angioplasty for chronic thromboembolic pulmonary hypertension. Cardiorenal Med. 2020, 10 (1): 22-31.

57. Nakamura M, Sunagawa O, Tsuchiya H, Miyara T, Taba Y, Touma T, et al. Rescue balloon pulmonary angioplasty under venoarterial extracorporeal membrane oxygenation in a patient with acute exacerbation of chronic thromboembolic pulmonary hypertension. Int Heart J. 2015, 56 (1): 116-20.

58. Collaud S, Brenot P, Mercier O, Fadel E. Rescue balloon pulmonary angioplasty for early failure of pulmonary endarterectomy: the earlier the better? Int J Cardiol. 2016, 222: 39-40.

59. Wiedenroth CB, Liebetrau C, Breithecker A, Guth S, Lautze HJ, Ortmann E, et al. Combined pulmonary endarterectomy and balloon pulmonary angioplasty in patients with chronic thromboembolic pulmonary hypertension. J Heart Lung Transplant. 2016, 35 (5): 591-6.

60. Godinas L, Bonne L, Budts W, Belge C, Leys M, Delcroix M, et al. Balloon pulmonary angioplasty for the treatment of nonoperable chronic thromboembolic pulmonary hypertension: single-center experience with low initial complication rate. J Vasc Interv Radiol. 2019, 30 (8): 1265-72.

61. Araszkiewicz A, Darocha S, Pietrasik A, Pietura R, Jankiewicz S, Banaszkiewicz M, et al. Balloon pulmonary angioplasty for the treatment of residual or recurrent pulmonary hypertension after pulmonary endarterectomy. Int J Cardiol. 2019, 278: 232-7.

62. Yanaka K, Nakayama K, Shinke T, Shinkura Y, Taniguchi Y, Kinutani H, et al. Sequential hybrid therapy with pulmonary endarterectomy and additional balloon pulmonary angioplasty for chronic thrombo-embolic pulmonary hypertension. J Am Heart Assoc. 2018, 7: 13.

63. Shimura N, Kataoka M, Inami T, Yanagisawa R, Ishiguro H, Kawakami T, et al. Additional percutaneous transluminal pulmonary angioplasty for residual or recurrent pulmonary hypertension after pulmonary endarterectomy. Int J Cardiol. 2015, 183: 138-42.

64. Inami T, Kataoka M, Kikuchi H, Goda A, Satoh T. Balloon pulmonary angioplasty for symptomatic chronic thromboembolic disease without pulmonary hypertension at rest. Int J

Cardiol. 2019, 289: 116-8.

65. Wiedenroth CB, Olsson KM, Guth S, Breithecker A, Haas M, Kamp JC, et al. Balloon pulmonary angioplasty for inoperable patients with chronic thromboembolic disease. Pulmonary Circul. 2018, 8（1）: 2045893217753122.

66. Taboada D, Pepke-Zaba J, Jenkins DP, Berman M, Treacy CM, Cannon JE, et al. Outcome of pulmonary endarterectomy in symptomatic chronic thromboembolic disease. Eur Respir J. 2014, 44（6）: 1635-45.

67. Ejiri K, Ogawa A, Fujii S, Ito H, Matsubara H. Vascular injury is a major cause of lung injury after balloon pulmonary angioplasty in patients with chronic thromboembolic pulmonary hypertension. Circ Cardiovasc Interv. 2018, 11（12）: e005884.

68. Ikeda N, Kubota S, Okazaki T, Iijima R, Hara H, Hiroi Y, et al. The predictors of complications in balloon pulmonary angioplasty for chronic thromboembolic pulmonary hypertension. Catheter Cardiovasc Interv. 2019, 2019: 1.

69. Kimura M, Kohno T, Kawakami T, Kataoka M, Hiraide T, Moriyama H, et al. Shortening hospital stay is feasible and safe in patients with chronic thromboembolic pulmonary hypertension treated with balloon pulmonary angioplasty. Can J Cardiol. 2019, 35（2）: 193-8.

70. Mahmud E, Madani MM, Kim NH, Poch D, Ang L, Behnamfar O, et al. Chronic thromboembolic pulmonary hypertension: evolving therapeutic approaches for operable and inoperable disease. J Am Coll Cardiol. 2018, 71（21）: 2468-86.

71. Takei M, Kawakami T, Kataoka M, Kuwahira I, Fukuda K. Residual high intrapulmonary shunt fraction limits exercise capacity in patients treated with balloon pulmonary angioplasty. Heart Vessels. 2019, 34（5）: 868-74.

7.1 引言

　　导致CTEPH肺血管阻力增加的血管病变是由急性肺栓塞事件后持续存在的机化血栓引起的。虽然这些血栓完全堵塞了一支或更多的肺动脉分支，但多数情况下存在一定程度的再通。血管再通过程因人而异，同一患者因血管而异，血管病变的形态也是如此。通常情况下，行BPA治疗的患者的血管病变混合了各种病变类型；而从介入治疗的角度来看，CTEPH是一种多血管疾病。急性肺栓塞时迁移到肺部的血栓通常会卡在血管分叉处，因此80%以上的CTEPH血管病变涉及分叉处。CTEPH特征性病变在发生频率上右肺多于左肺，下肺多于上肺。支气管动脉与肺动脉外周分支间形成的吻合有助于维持远端的开放，这对有效的介入治疗至关重要，但可能会增加出血的风险。与冠状动脉的干预类似，按照标准化分类对CTEPH中的血管病变进行评估，可能改善外科手术和经皮介入治疗指征评估的准确性，提高治疗的整体疗效和安全性。

7.2 CTEPH血管病变的外科分类

　　CTEPH血管病变的外科分类主要依据手术过程中与内膜剥脱术平面起始相关的血栓近端部分的位置。根据San Diego团队提出的分类，两肺的血管病变分别根据血栓近端部位的位置分为4个级别。Ⅰ级代表血栓起始于主肺动脉，Ⅱ级代表血栓位于叶肺动脉，Ⅲ级和Ⅳ级病变血栓分别位于段和亚段肺动脉。根据其病变部位的解剖可操作性，Ⅰ级和Ⅱ级被认为是明确可手术的病变。相比之下，位置过远的Ⅳ级病变，不适合手术。Ⅲ级病变是重叠区域，通过手术和介入治疗均可取得良好效果。

Ⅲ级病变治疗方案的选择很大程度上依赖于当地外科团队和介入团队的经验，可以通过CTEPH团队的会议讨论作出决定。上述分类对于介入治疗规划的作用有限，因为它侧重于确定血栓的近端位置，这可能不能反映形成血管阻力最重要的部分。血管阻力往往由许多远端病变形成。上述分类没有考虑血栓负荷的严重程度与肺血管阻力的关系，而肺血管阻力是术前评估的重要因素，必须进行主观评估。

7.3   CTEPH血管病变的形态学分类：导管室的断层成像技术

肺血管造影仍被认为是CTEPH影像诊断的金标准。在临床实践中，肺动脉病变的术前成像通常采用数字减影血管造影（DSA）和计算机断层肺血管造影。但是，这样的检查程序可能不足以精确地评估亚段分支内的病变。锥形束计算机断层扫描（CBCT）是一种三维、高空间分辨率的成像技术，可以获得比传统方法更清晰的亚段肺动脉病变图像。Hinrichs等人比较了CBCT和DSA，发现CBCT获得的中央和外周肺动脉图像中部分被DSA漏诊。作者认为应用CBCT可以对肺动脉的带状、网状和腔内狭窄性病变进行更全面的评估。因此，CBCT可能影响介入治疗的患者选择。Fukuda等人评估了模拟BPA术前肺血管造影中CBCT的可行性。他们将CBCT评估的CTEPH病变分为5种亚型，用于BPA的手术规划，即：Ⅰa型，网状病变；Ⅰb型，合并亚段肺动脉严重狭窄的网状病变；Ⅱ型，网状和裂隙病变；Ⅲ型，裂隙病变；Ⅳ型，合并亚段肺动脉完全或不完全阻塞的囊状缺损。在亚段肺动脉分支，CBCT结果与楔入或选择性血管造影结果的一致性达92.6%，与常规血管造影结果的一致性仅为27.6%。其中，85%包含Ⅰ型、Ⅱ型或Ⅲ型病变的分支在BPA前使用CBCT进行了适当的治疗评估，而单独应用常规血管造影达到正确评估的比率仅为5%。在BPA安全性方面，Ⅰa型和Ⅱ型病变被认为是有希望进行首次BPA手术的候选者。相比之下，Ⅰb型和Ⅳ型病变应在平均肺动脉压力降低后进行进一步治疗的时候选择（图7.1）。

在随后的一项研究中，Ogo等人评估了385例次由CBCT或心电门控

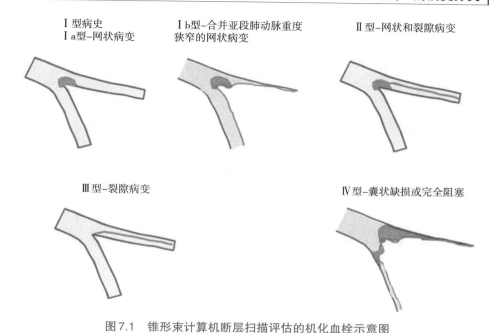

图7.1　锥形束计算机断层扫描评估的机化血栓示意图

CT（ADCT）指导的BPA治疗的疗效和并发症。他们的结论是，BPA前通过CBCT或ADCT评估，将网状和裂隙病变作为目标病变，避免对完全阻塞性病变进行血管成形术，可能是一种有效、安全的重要介入治疗策略。然而，临床仍然需要新的可视化技术来准确地反映肺动脉复杂的解剖和结构的三维关系。Witkowski等人报道，三维（3D）打印和增强现实（AR）这些新兴的技术，在制订手术计划和经导管肺血管介入的指导中很有帮助。文章中，作者展示了应用Microsoft HoloLens AR头戴视图器制作的肺血管树全息影像的有效应用。另外，可制作相同结构的实物大小的3D打印模型，用于术前规划。增强实境对BPA技术的改进可能与更好的目标病变选择、球囊导管尺寸选择的改进、减少对比剂用量和更广泛的血管重建有关（图7.2）。

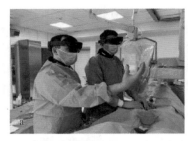
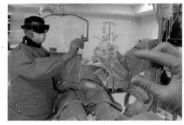
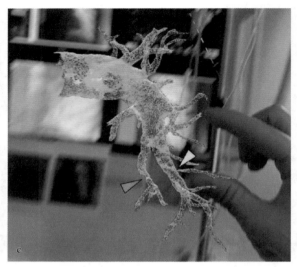

图7.2　增强实境技术支持下的BPA

注：术者应用了CarnaLife Holo® 软件支持的Microsoft HoloLens® AR头戴视图器（a.侧面图）。左肺动脉全息影像的演示（b.术者视图）。c.选择网状病变（红色箭头）和狭窄的分支开口病变（黄色箭头）为靶病变。

7.4　CTEPH血管病变的形态学分类：血管腔内影像技术

CTEPH血管病变的形态学评估可以通过血管镜或血管内可视化成像技术进行直接评估。Inohara等认为，光学相干断层扫描（OCT）显示的血管病变形态的图像比血管内超声（IVUS）更优。作者根据OCT显示的血管病变形态，提出了血管病变的分类：单孔病变、分隔病变、多孔薄壁病变和多孔厚壁病变（图7.3）。作者未发现OCT评估的病变形态与血管造影表现之间的明确相关性。例如，多孔病变在所有血管造影病变模式中都存在。BPA对多孔病变和分隔病变的治疗效果最显著，对单孔病变的治疗效果最差。

Ishiguro等提出了与上述类似的基于OCT的病变分类。他们根据血管内通道数量和分隔体积定义了4种血管病变类型。病变可呈环状堵塞或蜂窝状结构。或在OCT下显示为更复杂的莲藕状结构，这种病变结构在血管造影中难以识别，但可被球囊扩张较容易地解决。最后一种病变，OCT显示为血管内的莲藕状结构合并血管壁的机化血栓附着。

由于OCT在BPA手术中的应用相对较少，基于该技术的形态学分类在临

分型	分隔病变	多孔薄壁病变	多孔厚壁病变	单孔病变

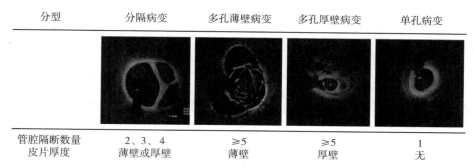

管腔隔断数量 皮片厚度	2、3、4 薄壁或厚壁	≥5 薄壁	≥5 厚壁	1 无

图7.3 基于OCT的CTEPH病变分类

注："分隔"是指血管腔被隔断分成少于4个部分。"多孔薄壁"是指腔内的网状皮片，将腔内分为5个以上的组成部分，且皮片较薄。"厚壁多孔"指血栓占满管腔并伴多个孔道。与"薄壁多孔"型一样，此型的孔在5个以上，但壁较"薄壁多孔"型厚。"单孔"是指血栓占满管腔，仅存一个小通道。

床实践中并未被广泛采用。虽然如此，但通过OCT对血管病变形态的了解，可以提高对CTEPH和BPA治疗作用的认识。

7.5 基于选择性肺血管造影的病变定量技术

Kawakami等评估了97例CTEPH患者在500次BPA手术中的1936处血管病变，提出了一种CTEPH血管病变的分类方法。此方法将血管病变分为5类：环形狭窄病变（A型）、网状病变（B型）、次全闭塞病变（C型）、完全闭塞病变（D型）和弯曲病变（E型）。这一分类是目前评估血管病变是否适合BPA的基础，造影显示的血管病变类型决定了经皮介入治疗的可行性、干预策略、并发症的风险和预期的治疗结果（图7.4）。

环形狭窄（A型）约占BPA治疗病变的13%。环形狭窄多位于血管主干侧支的开口处，因此通常无法测量病变近端血管的直径。即使可测量，病变近段血管直径与狭窄处以远的参考直径也看不到区别。狭窄本身相对较短，通过血管造影术评估其意义可能很困难。此外，IVUS或OCT等血管腔内成像技术的使用可能不能明确病变的血流动力学意义。对于环形病变，通过测量病变前后的压力梯度来进行功能评估可能有帮助。导管易于通过环形病变，穿过病变时发生并发症的风险小到几乎可以忽略不计。用于血管成形术的球囊导管的尺寸应以远端参考节段的直径为指导。BPA所用球囊导管的尺寸与远端参考血管直

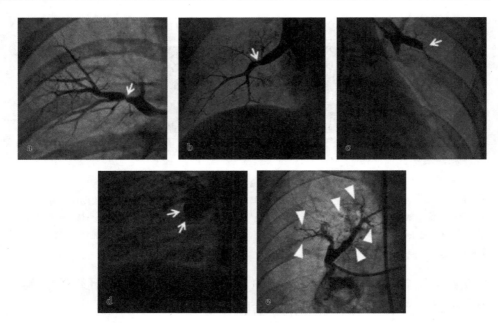

图7.4　根据病变透明度和远端血流情况对病变形态进行的血管造影分型
注：a.环形狭窄病变。b.网状病变。c.次全闭塞病变。d.完全闭塞病变。e.弯曲病变。

径1∶1的比例通常是安全有效的。

　　网状病变（B型）是BPA治疗最常见的血管病变类型，在所有治疗的病变中占比超过60%。它们的形态变化很大，可能表现为沿血管延伸的长结构、不连续半透明的短节段或血管远端突然变窄（图7.5）。

　　网状病变是CTEPH中最长的血管病变类型。与环形病变相比，通常发生在更小的血管中。尽管在血管造影显示不清楚的短病变中可能有挑战，但评估

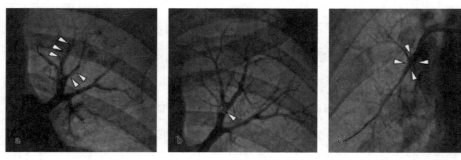

图7.5　网状病变示例
注：a.长条形缺损。b.复杂网状。c.血管内突然变窄。

网状病变的血流动力学意义通常不是很困难。血管远端血流的评估是网状病变评估的重点。肺实质的灌注减低和较差的静脉回流也为狭窄的意义提供了额外的信息。标准类型的血管导丝适合穿过 B 型病变，成功率达 95% 以上。最常见的并发症是导丝损伤，因此必须小心地将导丝置入血管远端深处，以确保导丝位于治疗血管的主腔。导丝穿过困难最常见的情况是导丝进入了血管网病变的"盲"通道或进入了小侧支。在选择球囊导管的直径时，应注意形成血管内网状物的结缔组织的存在。在有大量组织成分的病变中，应该选择更显著小于参考血管直径的导管尺寸。锥形球囊导管可用于扩张长网状病变。

次全闭塞病变（C 型）表现为显著并突然的狭窄，血管远端保留了微量血流，约占 BPA 治疗病变的 20%。远端的胸膜下血管通常不可见（图 7.6）。如果标准导丝不能通过 C 型病变，可以使用头端硬度 1.0 ～ 1.5g 的亲水涂层导丝。特殊情况下可使用高头端硬度的 CTO 导丝。

在复杂 C 型病变的治疗中，应预计钢丝损伤并发症的发生率高于 10%。如果看不到血管的远端部分，可以额外使用导引延长导管或 IVUS。导引延长导管的使用可以使对比剂进入血管的远端，以确保器械装置的位置。同样，IVUS 的使用可以确认血管腔内的位置。次全闭塞病变的扩张应从小直径的球囊导管开始，即 2.0 ～ 2.5mm。血管优化应推迟到下一次手术，因为，在治疗病变的初始扩张后，一旦血流恢复，血管的远端部分直径通常会增加。

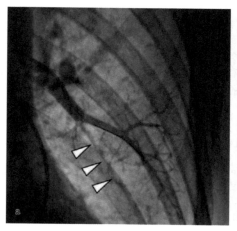
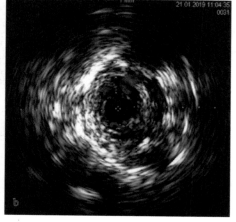

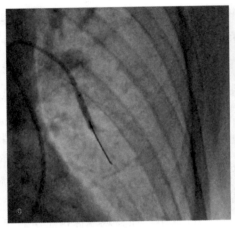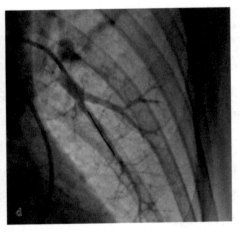

图7.6　左肺舌叶分支的次全闭塞（C型病变）球囊肺血管成形术

注：a.选择性血管造影显示左肺动脉亚段分支次全闭塞（箭头）。b. IVUS检查显示机化网状病变。c.开口处球囊导管扩张。d.血管造影显示BPA的最终效果。

完全闭塞病变（D型）又称囊状病变，占病变的比率不到5%，最常发生在段肺动脉水平。接受BPA手术的患者中D型病变的占比较低是因为这些患者通常接受了外科手术治疗。此型病变应只见于由于合并症不能接受肺动脉内膜剥脱术或拒绝外科手术的患者。病变的特点是完全闭塞，没有远端血流的迹象。有时，血管的远端部分充满了来自相邻肺动脉分支的侧支循环。囊状病变的顺行血运重建需要充分的经验，应在治疗过程的最后阶段，当较易处理的血管病变已全部治疗完毕，并尽可能降低肺动脉压力时进行。指引导管的形状应选择可使其与可见的血管残端或其远端部分的预期路线轴向对齐的。病灶近端注射对比剂后偶可见远端血流的痕迹。通过在病变附近操作导管，可以有控制地将血栓轻轻从血管壁上分离，从而见到血管远端。可以利用高头端硬度的CTO病变专用导丝或亲水软导丝对残存的血流通道的穿透能力，强行穿过囊状病变。已有个案报道D型病变存在广泛侧支的患者采用逆行方法进行BPA。在解除阻塞后，由于D型病变由大量血栓导致，必须预测弹性回缩的可能性。如有此种情况，可能需要在某些病例中植入血管支架。D型病变报道的并发症发生率较低，主要是由于导丝无法通过病变。

E型病变位于直径为2～3mm亚段肺动脉末端分支，以在毛细血管床附近迂曲走形为特征。E型病变处理过程中导丝损伤的风险最高，超过40%。建议应用疏水软导丝和小直径球囊导管。操作器械应细致，注意呼吸运动和心跳可能会移动导丝的尖端。为达到治疗效果，由于血管口径小，需要进行多次扩张。以弯曲病变为主的患者初始肺动脉压力和肺血管阻力较高，因此最终效果通常不佳。

另一类进行BPA的单独血管病变类别是早期肺动脉内膜剥脱术（PEA）后的病变。这些病变通常位于亚段肺动脉水平，并突然起始于内膜伴或不伴相邻机化血栓剥离的位置。这些部位的血管腔内可见可活动的皮瓣。PEA术后的患者可见B、C、D型病变。BPA可有效治疗PEA术后残余的CTEPH。然而，由于PEA术后病变血管近端内膜和中膜的缺乏，易于形成扩张和肺动脉瘤，因此操作指引导管时应更谨慎（图7.7）。

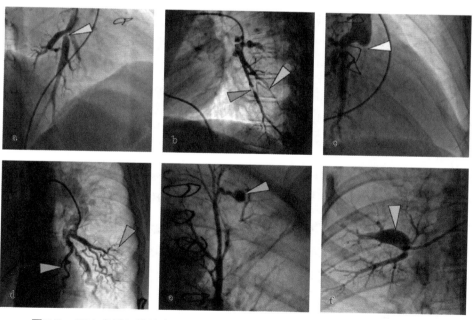

图7.7　PEA术后仍持续存在CTEPH的患者的血栓栓塞病变类型和血管改变

注：a.环状狭窄。b.网状病变、带状病变（红色箭头）和次全闭塞病变（橙色箭头）。c.完全闭塞病变（囊状病变）。d.肺微小血管病变，见血管弯曲，呈螺旋状（蓝色箭头）。e.连接侧支循环的肺动脉吻合（绿色箭头）。f.肺动脉的狭窄后动脉瘤（扩张）（灰色箭头）。

7.6 BPA术后血管病变的演变

BPA后肺动脉管腔发生永久性扩张的机制尚未完全阐明，因为造成血管腔内阻塞的组织并未像PEA那样从血管中取出。Shimokawahara等通过IVUS评估了220例次BPA手术治疗的326处血管病变。病变类型为环形（A型）、网状（B型）和次全闭塞（C型）。在基线IVUS评估中，血栓组织所占的面积在所有病变类型中都不相同，A型病变最小（65.5%），B型病变更大（72.5%），C型病变最大（82.2%）。BPA术后，所有类型的病变都观察到伴随血管外径扩大的血流管腔增加，这种改变在任何类型的病变中都十分显著。肺动脉腔增大与血管外径呈正相关。相比之下，弹性纤维成分的压迫仅出现在B型和C型病变中，而在A型病变中不存在。Magoń等在一项利用IVUS和虚拟组织学评估98个环形（A型）和网状（B型）病变扩张效果的研究中，证明血管拉伸机制在较大的血管中更明显，而在较小的血管中主要是纤维血栓形成的结缔组织的压迫。作者对这一差异的解释是，随血管直径减小弹性纤维含量减少。

BPA术中血管病变扩张的另一机制是纤维化成分从血管壁分离后造成的局部夹层。可以推测，不良扩张的最大风险会发生于纤维化物质占总血管截面积比例最高的B型和C型病变。血管壁内小夹层的存在可促进隐匿性出血，这种出血在BPA过程中不明显，但在数小时后表现为肺再灌注损伤。上述夹层有自愈倾向；然而，仍应避免在同一部位使用逐步增加直径的球囊导管反复扩张。一些作者建议，当平均肺动脉压力低于35mmHg时，球囊导管直径在网状病变时应减小到血管直径的80%，C型病变应减小到60%。如果平均肺动脉压力超过35mmHg，建议B型和C型病变球囊导管直径分别为血管腔的60%和50%。

7.7 总结

CTEPH血管病变的几种分类方法使用不同的成像技术，但基于选择性肺血管造影的评估似乎是最实用的。由于其形态的多样性，CTEPH的血管狭窄程度不能作为充分评估血管病变意义的标准。应用有据可查的BPA有效性和安全性关系的系统化分类可以帮助CTEPH团队作出治疗选择。血管病变分类可顺利地确定手术的难度和并发症的风险。在BPA规划阶段，分类有利于选择应首先处理的血管。如果存在高危病变，血管病变分类可以促使经验更丰富的中心加快治疗决策。

（译者　奚群英）

参 考 文 献

1. Sianos G，Morel MA，Kappetein AP，Morice MC，Colombo A，Dawkins K，et al. The SYNTAX score：an angiographic tool grading the complexity of coronary artery disease. EuroIntervention. 2005，1（2）：219-27.

2. Madani MM. Surgical treatment of chronic thromboembolic pulmonary hypertension：pulmonary Thromboendarterectomy. Methodist Debakey Cardiovasc J. 2016，12（4）：213-8.

3. Darocha S，Araszkiewicz A，Kurzyna M，Banaszkiewicz M，Jankiewicz S，Dobosiewicz A，et al. Balloon pulmonary angioplasty in technically operable and technically inoperable chronic thromboembolic pulmonary hypertension. J Clin Med. 2021，10：1038.

4. Madani M，Ogo T，Simonneau G. The changing landscape of chronic thromboembolic pulmonary hypertension management. Eur Respir Rev. 2017，26：146.

5. Siennicka A，Darocha S，Banaszkiewicz M，Kedzierski P，Dobosiewicz A，Blaszczak P，et al. Treatment of chronic thromboembolic pulmonary hypertension in a multidisciplinary team. Ther Adv Respir Dis. 2019，13：1753466619891529.

6. Hinrichs JB，Marquardt S，von Falck C，Hoeper MM，Olsson KM，Wacker FK，et al. Comparison of C-arm computed tomography and digital subtraction angiography in patients with chronic thromboembolic pulmonary hypertension. Cardiovasc Intervent Radiol. 2016，39（1）：53-63.

7. Fukuda T，Ogo T，Nakanishi N，Ueda J，Sanda Y，Morita Y，et al. Evaluation of organized thrombus in distal pulmonary arteries in patients with chronic thromboembolic pulmonary hypertension using cone-beam computed tomography. Jpn J Radiol. 2016，34（6）：423-31.

8. Ogo T，Fukuda T，Tsuji A，Fukui S，Ueda J，Sanda Y，et al. Effcacy and safety of balloon pulmonary angioplasty for chronic thromboembolic pulmonary hypertension guided by cone-beam computed tomography and electrocardiogram-gated area detector computed tomography. Eur J Radiol. 2017，89：270-6.

9. Witowski J，Darocha S，Kownacki Ł，Pietrasik A，Pietura R，Banaszkiewicz M，et al. Augmented reality and three-dimensional printing in percutaneous interventions on pulmonary arteries. Quant Imaging Med Surg. 2018，9（1）：23-9.

10. Inohara T, Kawakami T, Kataoka M, Yamamoto M, Kimura M, Kanazawa H, et al. Lesion morphological classifcation by OCT to predict therapeutic effcacy after balloon pulmonary angioplasty in CTEPH. Int J Cardiol. 2015, 197: 23-5.

11. Ishiguro H, Kataoka M, Inami T, Shimura N, Yanagisawa R, Kawakami T, et al. Diversity of lesion morphology in CTEPH analyzed by OCT, pressure wire, and angiography. JACC Cardiovasc Imaging. 2016, 9 (3): 324-5.

12. Araszkiewicz A, Jankiewicz S, Lanocha M, Janus M, Mularek-Kubzdela T, Lesiak M. Optical coherence tomography improves the results of balloon pulmonary angioplasty in inoperable chronic thrombo-embolic pulmonary hypertension. Postepy Kardiol Interwencyjnej. 2017, 13 (2): 180-1.

13. Kawakami T, Ogawa A, Miyaji K, Mizoguchi H, Shimokawahara H, Naito T, et al. Novel angiographic classifcation of each vascular lesion in chronic thromboembolic pulmonary hypertension based on selective angiogram and results of balloon pulmonary angioplasty. Circ Cardiovasc Interv. 2016, 9: 10.

14. Kurzyna M, Darocha S, Pietura R, Pietrasik A, Norwa J, Manczak R, et al. Changing the strategy of balloon pulmonary angioplasty resulted in a reduced complication rate in patients with chronic thromboembolic pulmonary hypertension. A single-centre European experience. Kardiol Pol. 2017, 75 (7): 645-54.

15. Minatsuki S, Hatano M, Maki H, Ando J, Komuro I. The structure of a chronic total occlusion and its safe treatment in a patient with chronic thromboembolic pulmonary hypertension. Int Heart J. 2017, 58 (5): 824-7.

16. Allen Ligon R, Petit CJ. Working backward: retrograde balloon angioplasty of atretic arteries in chronic thromboembolic pulmonary hypertension. Catheter Cardiovasc Interv. 2019, 93 (6): 1076-9.

17. Kawakami T, Kataoka M, Arai T, Yanagisawa R, Maekawa Y, Fukuda K. Retrograde approach in balloon pulmonary angioplasty: useful novel strategy for chronic Total occlusion lesions in pulmonary arteries. JACC Cardiovasc Interv. 2016, 9 (2): e19-20.

18. Darocha S, Pietura R, Banaszkiewicz M, Pietrasik A, Kownacki L, Torbicki A, et al. Balloon pulmonary angioplasty with stent implantation as a treatment of proximal chronic thromboembolic pulmonary hypertension. Diagnostics. 2020, 10: 6.

19. Araszkiewicz A, Darocha S, Pietrasik A, Pietura R, Jankiewicz S, Banaszkiewicz M, et al. Balloon pulmonary angioplasty for the treatment of residual or recurrent pulmonary hypertension after pulmonary endarterectomy. Int J Cardiol. 2019, 278: 232-7.

20. Kopec G, Stepniewski J, Waligora M, Kurzyna M, Biederman A, Podolec P. Staged treatment of central and peripheral lesions in chronic thromboembolic pulmonary hypertension. Pol Arch Med Wewn. 2016, 126 (1-2): 97-9.

21. Shimura N, Kataoka M, Inami T, Yanagisawa R, Ishiguro H, Kawakami T, et al. Additional percutaneous transluminal pulmonary angioplasty for residual or recurrent pulmonary hypertension after pulmonary endarterectomy. Int J Cardiol. 2015, 183:

138-42.

22. Shimokawahara H, Ogawa A, Mizoguchi H, Yagi H, Ikemiyagi H, Matsubara H. Vessel stretching is a cause of lumen enlargement immediately after balloon pulmonary angioplasty: intravascular ultrasound analysis in patients with chronic thromboembolic pulmonary hypertension. Circ Cardiovasc Interv. 2018, 11（4）: e006010.

23. Magon W, Stepniewski J, Waligora M, Jonas K, Przybylski R, Sikorska M, et al. rtual histology to evaluate mechanisms of pulmonary artery lumen enlargement in response to balloon pulmonary angioplasty in chronic thromboembolic pulmonary hypertension. J Clin Med. 2020, 9: 6.

24. Kitani M, Ogawa A, Sarashina T, Yamadori I, Matsubara H. Histological changes of pulmonary arteries treated by balloon pulmonary angioplasty in a patient with chronic thromboembolic pulmonary hypertension. Circ Cardiovasc Interv. 2014, 7（6）: 857-9.

25. Roik M, Wretowski D, Labyk A, Kostrubiec M, Irzyk K, Dzikowska-Diduch O, et al. Refned balloon pulmonary angioplasty driven by combined assessment of intra-arterial anatomy and physiology—multimodal approach to treated lesions in patients with non-operable distal chronic thromboembolic pulmonary hypertension—Technique, safety and efficacy of 50 consecutive angioplasties. Int J Cardiol. 2016, 203: 228-35.

第8章 先进的无创成像技术指导球囊肺血管成形术

8.1 引言

2001年，Feinstein等人报道了18例接受球囊肺血管成形术（BPA）治疗的患者中有1例死于再灌注肺水肿，这使BPA被认为是一种高度侵入性治疗，与肺动脉内膜剥脱术（PEA）相比，死亡率5.6%的结果被认为是不可接受的。实际上，肺动脉有很多分支，各分支的关系在三维空间中十分复杂，且存在变异。在BPA中单纯依靠选择性血管造影难以充分选择和显示靶血管，耗时长，对比剂用量大。有时，由于血管在三维空间中重叠，我们会对导丝的端口位置产生误判，特别是在单平面BPA手术中，这可能导致并发症。2012年，日本国立医院冈山医疗中心的Mizoguchi和Matsubara等人，使用血管内超声（IVUS）完成精细的、低死亡率的BPA手术，改善无法手术的慢性血栓栓塞性肺动脉高压（CTEPH）患者的临床状况和血流动力学。此后，一些研究者报道了有创和无创成像对于改善BPA术后结局、减少并发症以及评估BPA疗效的作用，如压力导丝；光学相干断层成像（OCT）；三维（3D）、四维（4D）、锥状束、C臂、心电门控以及双能的计算机断层成像（CT）；心血管磁共振（CMR）的电影成像、4D血流和右心房（RA）功能评价。从技术指导的角度来看，BPA术者在术前有充足的无创成像信息是非常重要的，这有助于靶血管或病变的定位，选择合适的导丝或导管，以及选择最合适的投影角度来区分靶血管及其他重叠血管，减少对比剂和缩短手术时间。

在本章节，我们总结之前报道过的无创成像技术，然后通过聚焦于两点：如何使用无创成像技术来指导BPA，以及如何使用CT和CMR来评估BPA的疗效，来展示当前我们CTEPH团队在BPA术前和术中的实践。

8.2　先前报道的无创成像技术指导BPA

已经有许多与无创成像技术指导BPA相关的报道，按时间顺序总结如下。2014年，我们CTEPH团队成员Sugiyama及其同事报道了锥状束CT（CBCT）在诊断性肺动脉造影中用于评估BPA术前CTEPH患者段或亚段动脉存在组织血栓的有效性，尽管从使用导管的角度而言，CBCT并不完全满足"无创"（图8.1）。本研究通过对13例CTEPH患者的增强CT肺动脉造影（CTPA）与CBCT的三维和多平面重建（MPR）图像进行比较，在肺数字减影血管造影（DSA）中使用5Fr角度猪尾管，加入CBCT重建过程。在他们的报道中，CBCT比CTPA更准确地评估亚段动脉的机化血栓，而两种方法对节段动脉的机化血栓的评估没有太大差别。2016年，我们CTEPH团队的主要成员Fukuda及其同事在32例CTEPH患者中证实了典型的CTEPH病变分型，包括5个亚型，并且92.6%的CBCT诊断的CTEPH病变与BPA选择性血管造影的结果高度一致（图8.2）。因此，CBCT在鉴别肺动脉远端的病变上优于传统的肺DSA。Hinrichs等人对52例CTEPH患者进行了ECG门控DSA和增强C臂计算

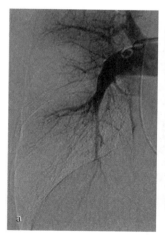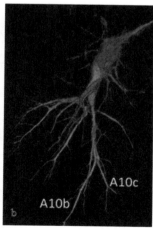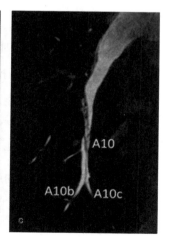

图8.1　CBCT与肺DSA评估组织血栓的对比

注：一位70岁女性CTEPH患者右肺动脉的DSA（a）、三维CBCT（b）和多平面重建CBCT（c）的代表性图像。

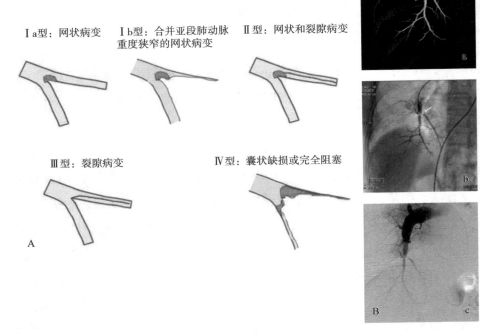

Ⅰa型：网状病变　　Ⅰb型：合并亚段肺动脉　　Ⅱ型：网状和裂隙病变
　　　　　　　　　　　重度狭窄的网状病变

Ⅲ型：裂隙病变　　　　　Ⅳ型：囊状缺损或完全阻塞

A

B

图8.2　典型的CTEPH病变分型

注：病变分型包括5个亚型，CBCT与BPA选择性血管造影的一致性。A.典型CTEPH病变Ⅰ型至Ⅳ型的分类。B. 72岁女性CTEPH患者右肺动脉（A10）CBCT代表性图像（a）、BPA选择性血管造影（b）和传统肺DSA（c）。

机断层扫描（CACT）的对比，CACT是通过类似于CBCT的方法使用5Fr角度猪尾管获得的。他们的结论是，对肺动脉进行CACT检查是可行的，可提供异常发现以及单独DSA可能漏诊的额外信息。2017年，我们CTEPH团队的主要成员Ogo及其同事报道了80例无法手术的CTEPH患者，他们接受了CBCT或心电门控CT（ADCT）指导下的BPA靶病变评估。他们的结论是，ADCT图像清楚地显示了远端肺动脉和网状结构的形成，而肺DSA或BPA中选择性血管造影不能很好地看到这些（图8.3）。这似乎是一个令人惊讶的发现，与选择性血管造影相比，我们可以在BPA术前获取更多关于肺动脉远端血管网状结构、血管直径和血管运动方向的信息。来自ADCT的图像可以帮助我们引导导丝穿过致密的网状结构，包括次全病变和慢性完全闭塞病变（CTO）。2019

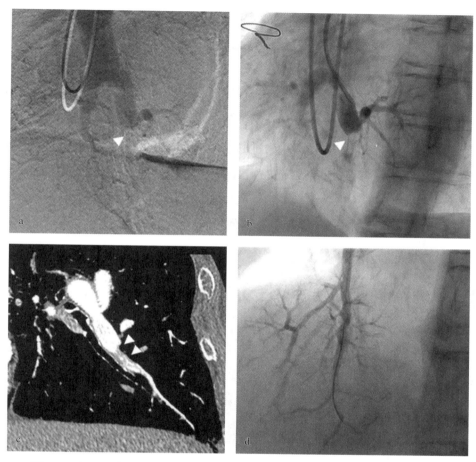

图 8.3　在 BPA 中，ADCT 与传统肺 DSA 和选择性血管造影评估靶病变的比较

注：具有代表性的 DSA 图像（a）、BPA 期间选择性血管造影（b）、ADCT 图像（c）以及 CTEPH 患者右肺动脉行 BPA 术后选择性血管造影（d）。

年，Maschke 等人评估 67 例患者在 CACT 指导下的 BPA 发生并发症的频率和严重程度。CACT 指导是在 BPA 中应用导管，使用与 CBCT 类似的方法获得。简言之，经过骨分离和减影，CACT 图像通过容积再现技术（VRT）可视化为三维血管树。在他们的报道中，共进行 237 次介入，89.1% 没有发生任何并发症，介入前后均无致命或危及生命的并发症或死亡。2020 年，Lin 等人报道了 23 例 CTEPH 患者在 BPA 期间 DynaCT 血管造影重建指导的有效性。与 DSA 二维血管造影（2D 组）相比，使用 DynaCT 血管造影技术（3D 组）在单次 BPA 手术中处理更多的靶血管，但 2D 组的手术时间更短。使用 DynaCT 血管造影重建技术指导BPA也与较低剂量的对比剂和较少的辐射暴露有关。2020年，Tamura和Kawakami等人报道了时间分辨的4D CT血管造影（4D CTA）评估左下肺动脉主干CTO远端存在支气管动脉到左下肺动脉侧支供血的有效性。他们得出结论，4D-CTA可以发现体循环动脉到肺动脉侧支的栓塞，并通过识别更多远端血管结构（包括逆行途径）挑战BPA治疗CTO病变。虽然这对刚接触BPA的术者来说是一种较为先进的技术，但该报道可能会使CT引导BPA更易被接受。综上所述，在目前的实践中，在BPA术前仅进行常规CTPA和肺DSA似乎是不够的，我们需要使用高质量CT获得关于网状结构形成和远端血管结构至亚段动脉的足够信息，这将使得对比剂使用剂量更低，辐射暴露更少，可能使BPA相关的并发症更少。

8.3　先前报道的评估BPA疗效的无创成像技术

已经有许多关于无创成像技术评价BPA疗效的报道，包括超声心动图、CT和CMR。本节主要关注近期与CMR相关的发表成果。2014年发表的一项研究，使用CMR电影成像评估多次BPA后逆转右心室重构，右心功能被认为是CTEPH预后的独立预测因素。在该报道中，所有患者的右心室扩大、功能障碍、肥厚以及室间隔弓均在BPA后改善，但左室功能没有显著变化。然而在2016年，Sato等人报道称，多次BPA后右室和左室功能均显著改善。2015年，Ota等人报道使用4D血流CMR可显示多次BPA后肺动脉主干涡流的急剧变化。Kamada和Ota等人也于2020年证实，在1例疑似Takayasu's动脉炎并孤立性肺动脉受累者合并严重肺动脉高压患者中，4D血流CMR检测到肺动脉容积流率的变化。其中，右主肺动脉狭窄的支架置入导致肺血流量整体增加，也改善了左右肺动脉的血流平衡，平均肺动脉压力从45mmHg降低至22mmHg。

该研究成果值得注意，因为通过4D血流CMR直接评估肺血流量作为BPA疗效的衡量标准，而通过CMR电影成像测定心功能而不是肺血流量间接评估BPA疗效。2020年，Yamasaki等人的研究表明，29例CTEPH患者在多次BPA后，右心房功能（如右心房的容量储备和被动通道功能）显著改善，这是通过

CMR电影成像和特征跟踪算法进行评估的。因此，他们成功地将CMR在BPA疗效评估中的靶点从右心室功能和肺血流延伸至到右心房功能。

<h2>8.4　当前笔者所在CTEPH团队在BPA术前和术中的实践</h2>

笔者所在CTEPH团队在当前实践中认为CTPA是成功进行BPA的关键。在团队所属中心，所有对碘对比剂不过敏的患者都进行了超分辨率CTPA检查（Aquilion Precision CT；佳能医疗系统），它提供了肺动脉平面0.25mm和z轴分辨率。高分辨率CT图像显示病变形态、血管直径、肺动脉甚至亚段动脉的血管运行方向（图8.4）。CTPA的3D容积再现（VR）图像可提供肺动脉解剖和病灶位置。此外，通过CTPA图像减去非对比图像生成的减影碘图来评估区域肺血流的分布。双能或能谱CT的碘图也可显示肺血容量的分布。因此，BPA的主要术者在进行BPA手术的前一天确定靶血管或靶病变，随后与有经验的介入放射科医生进行讨论，最终选择合适的指引导管和术中合适的投影角度。

在BPA术中，我们可以根据血管造影、与投影角度相同的3D VR图像，持续调整导丝或导管末端位置（图8.5）。同时，将CT的3D图像旋转360°，我们可以较容易地分辨出最合适的投影角度（图8.5）。由于我们在BPA手术期间不常规使用IVUS，所以我们主要根据CT测量的直径来确定合适的球囊大小。

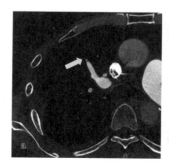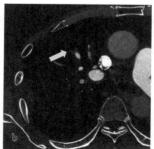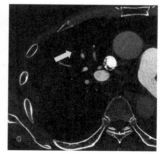

图8.4　我院（日本国立医院冈山医疗中心）超薄层CT获取得高质量图像

注：CTEPH患者行BPA，右肺动脉（A3）极薄的0.25mm增强CT（a-c）获取的代表图像。注意：由于网状病变，分叉处突然变窄至右侧A3亚节段水平（箭头所示）。

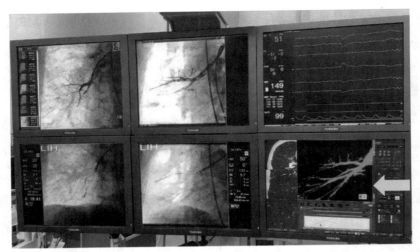

图8.5 我院（日本国立医院冈山医疗中心）BPA术中监测的CT三维图像

注：在治疗CTEPH患者右肺动脉（A4）时，CT的三维图像（箭头所示）与投影角度保持一致，与正在进行的双平面血管造影图像相邻。我们可以参照可旋转360°的3D图像（箭头所示），持续调整导丝或导管末端位置。

当在BPA术前寻找CTO时，我们会调整CT窗位由纵隔窗到肺窗，以显示闭塞动脉的分支。肺动脉通常与支气管伴行，如果大的支气管单独存在，我们需要考虑该区域可能存在一个相对较大CTO（图8.6）。

对于存在对比剂严重过敏史（如过敏性休克）的罕见病例，我们采用钆增强磁共振成像来评估网状结构的形成和血管狭窄或阻塞的分布情况，以及可能达到的近端节段动脉。然后，我们评估PEA的可行性，并向合适的患者推荐，除非患者有远端病变、手术无法解决的血栓或肺小动脉病变。然而，对于拒绝PEA或有更多远端型病变的患者，我们考虑使用CO_2作为阴性对比剂实施BPA。在少数使用CO_2作为对比剂的病例中，我们仅通过选择性血管造影无法获得清晰的图像，故我们使用IVUS来获得血管内成像信息，如机化血栓和血管直径等。

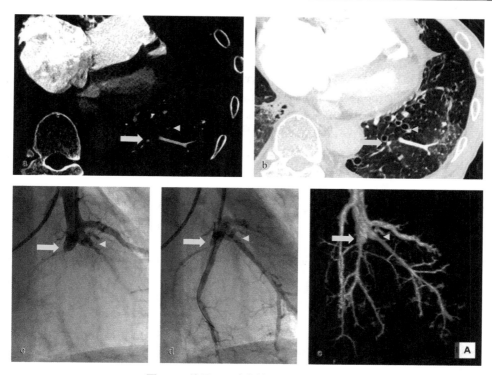

图8.6　使用CT肺窗的BPA治疗CTO

注：CTEPH患者纵隔窗（a）和肺窗（b）的薄层CT以及左肺动脉（A9以三角形标示，A10以箭头标示）相应的血管造影图像（c、d）。我们参照三维血管树（e），成功对CTO和次全病变进行了BPA治疗，血管树在BPA术前已重建，并清楚显示CTO远端的血管直径和血管走行方向。在B组中，A9和A10与大支气管相邻，尽管我们不能仅从A组中得出这些血管是动脉或静脉的结论。

8.5　结论

在当前的实践中，BPA术前除了完善常规CTPA和肺DSA外，需要高质量的CT和CTEPH多学科团队的评估，这可能会使得对比剂用量更低，辐射暴露更少，并可能减少与BPA相关的并发症。

（译者　章思铖　赵智慧）

参 考 文 献

1. Feinstein JA, Goldhaber SZ, Lock JE, Ferndandes SM, Landzberg MJ. Balloon pulmonary angioplasty for treatment of chronic thromboembolic pulmonary hypertension. Circulation. 2001, 103（1）：10-3.

2. Mizoguchi H, Ogawa A, Munemasa M, Mikouchi H, Ito H, Matsubara H. Refned balloon pulmonary angioplasty for inoperable patients with chronic thromboembolic pulmonary hypertension. Circ Cardiovasc Interv. 2012, 5 (6): 748-55.

3. Inami T, Kataoka M, Shimura N, Ishiguro H, Yanagisawa R, Fukuda K, Yoshino H, Satoh T. Pressure-wire-guided percutaneous transluminal pulmonary angioplasty: a breakthrough in catheterinterventional therapy for chronic thromboembolic pulmonary hypertension. JACC Cardiovasc Interv. 2014, 7 (11): 1297-306.

4. Sugimura K, Fukumoto Y, Miura Y, Nochioka K, Miura M, Tatebe S, Aoki T, Satoh K, Yamamoto S, Yaoita N, et al. Three-dimensional-optical coherence tomography imaging of chronic thromboembolic pulmonary hypertension. Eur Heart J. 2013, 34 (28): 2121.

5. Lin JL, Chen HM, Lin FC, Li JY, Xie CX, Guo WL, Huang XF, Hong C. Application of DynaCT angiographic reconstruction in balloon pulmonary angioplasty. Eur Radiol. 2020, 30: 6950-7.

6. Tamura M, Kawakami T, Yamada Y, Kataoka M, Nakatsuka S, Fukuda K, Jinzaki M. Successful depiction of systemic collateral supply to pulmonary artery in CTEPH using time-resolved 4D CT angiography: a case report. Pulm Circ. 2020, 10 (2): 2045894019881065.

7. Sugiyama M, Fukuda T, Sanda Y, Morita Y, Higashi M, Ogo T, Tsuji A, Demachi J, Nakanishi N, Naito H. Organized thrombus in pulmonary arteries in patients with chronic thromboembolic pulmonary hypertension; imaging with cone beam computed tomography. Jpn J Radiol. 2014, 32 (7): 375-82.

8. Fukuda T, Ogo T, Nakanishi N, Ueda J, Sanda Y, Morita Y, Sugiyama M, Fukui S, Tsuji A, Naito H. Evaluation of organized thrombus in distal pulmonary arteries in patients with chronic thromboembolic pulmonary hypertension using cone-beam computed tomography. Jpn J Radiol. 2016, 34 (6): 423-31.

9. Hinrichs JB, Marquardt S, von Falck C, Hoeper MM, Olsson KM, Wacker FK, Meyer BC. Comparison of C-arm computed tomography and digital subtraction angiography in patients with chronic thromboembolic pulmonary hypertension. Cardiovasc Intervent Radiol. 2016, 39 (1): 53-63.

10. Hinrichs JB, Renne J, Hoeper MM, Olsson KM, Wacker FK, Meyer BC. Balloon pulmonary angioplasty: applicability of C-arm CT for procedure guidance. Eur Radiol. 2016, 26 (11): 4064-71.

11. Ogo T, Fukuda T, Tsuji A, Fukui S, Ueda J, Sanda Y, Morita Y, Asano R, Konagai N, Yasuda S. Effcacy and safety of balloon pulmonary angioplasty for chronic thromboembolic pulmonary hypertension guided by cone-beam computed tomography and electrocardiogram-gated area detector computed tomography. Eur J Radiol. 2017, 89: 270-6.

12. Takagi H, Ota H, Sugimura K, Otani K, Tominaga J, Aoki T, Tatebe S, Miura M, Yamamoto S, Sato H, et al. Dual-energy CT to estimate clinical severity of chronic thromboembolic pulmonary hypertension: comparison with invasive right heart

catheterization. Eur J Radiol. 2016, 85（9）: 1574-80.

13. Fukui S, Ogo T, Morita Y, Tsuji A, Tateishi E, Ozaki K, Sanda Y, Fukuda T, Yasuda S, Ogawa H, et al. Right ventricular reverse remodelling after balloon pulmonary angioplasty. Eur Respir J. 2014, 43（5）: 1394-402.

14. Sato H, Ota H, Sugimura K, Aoki T, Tatebe S, Miura M, Yamamoto S, Yaoita N, Suzuki H, Satoh K, et al. Balloon pulmonary angioplasty improves biventricular functions and pulmonary fow in chronic thromboembolic pulmonary hypertension. Circ J. 2016, 80（6）: 1470-7.

15. Ota H, Sugimura K, Miura M, Shimokawa H. Fourdimensional fow magnetic resonance imaging visualizes drastic change in vortex fow in the main pulmonary artery after percutaneous transluminal pulmonary angioplasty in a patient with chronic thromboembolic pulmonary hypertension. Eur Heart J. 2015, 36（25）: 1630.

16. Kamada H, Ota H, Aoki T, Sugimura K, Yaoita N, Shimokawa H, Takase K. 4D-fow MRI assessment of blood fow before and after endovascular intervention in a patient with pulmonary hypertension due to isolated pulmonary artery involvement in large vessel vasculitis. Radiol Case Rep. 2020, 15（3）: 190-4.

17. Yamasaki Y, Abe K, Kamitani T, Hosokawa K, Kawakubo M, Sagiyama K, Hida T, Matsuura Y, Murayama Y, Funatsu R, et al. Balloon pulmonary angioplasty improves right atrial reservoir and conduit functions in chronic thromboembolic pulmonary hypertension. Eur Heart J Cardiovasc Imaging. 2020, 21（8）: 855-62.

18. Maschke SK, Hinrichs JB, Renne J, Werncke T, Winther HMB, Ringe KI, Olsson KM, Hoeper MM, Wacker FK, Meyer BC. C-arm computed tomography（CACT）-guided balloon pulmonary angioplasty（BPA）: evaluation of patient safety and peri-and post-procedural complications. Eur Radiol. 2019, 29（3）: 1276-84.

第9章　肺动脉近端病变的球囊肺血管成形术处理策略

9.1　引言

肺动脉内膜剥脱术（PEA）是目前治疗慢性血栓栓塞性肺动脉高压（CTEPH）的重要治疗手段。某些病变适合行PEA，但并非所有CTEPH病变都适合PEA治疗；某些病变即便适合PEA，但PEA手术是一项需要间歇停循环、深低温下进行的侵入性操作，所以某些高龄、有严重合并症或一般状况较差的CTEPH患者可能无法耐受PEA。因此，对于这些无法耐受PEA的CTEPH患者，需要其他替代策略。球囊肺血管成形术（BPA）是这类CTEPH患者一项有前景的治疗选择。BPA用于治疗肺段和亚肺段水平等远端病变已得到广泛认可；然而对于肺动脉近端病变，目前仍首选PEA而非BPA。因此，尚不清楚BPA是否能成为无法耐受PEA的近端病变的有效替代。本章将总结日本冈山医疗中心BPA处理肺动脉近端病变的经验并讨论其有效性。此外，我们将阐述BPA在处理近端病变中的局限性及其未来的应用前景。

9.2　BPA处理肺动脉近端病变的结局

目前尚缺乏"肺动脉近端病变"影像学的严格定义，本章中对"肺动脉近端病变"定义为位于肺叶动脉或肺动脉主干开口水平的血栓性病变。此前，该类病变被排除于BPA的适应证中，主要限于BPA对此类病变处理的成功率较低，并发症发生率较高。尤其是近端完全闭塞性病变，其潜在的致死性再灌注肺水肿的风险高，被认为是BPA的禁忌证。近年随着各家中心广泛开展介入治疗，BPA的经验不断积累，BPA正逐渐成为治疗肺动脉近端病变却无法耐受

PEA的重要治疗手段之一。然而，利用BPA处理肺动脉近端病变总体经验不多，文献仅见于零星的病例报告或少数病例系列报道。既往在我中心接受BPA治疗的345例CTEPH患者中，23%为肺动脉近端病变。我们发现，这组患者经BPA治疗后血流动力学的改善并不劣于远端病变者；而且两组患者的累积生存率并无显著差异。需要指出的是，中心这组患者在处理近端病变的同期也处理了远端病变；而目前尚无文献描述仅用BPA处理肺动脉近端病变CTEPH患者的结局。

9.3　BPA介入操作流程

CTEPH患者肺动脉近端病变及远端病变的介入处理流程无异，前面第5章我们已详述我中心BPA的基本技术及操作流程，在此不再赘述。介入成功率和并发症发生率因病变类型（环形狭窄、网织病变、次全闭塞病变、完全闭塞病变和迂曲病变）而异。BPA能否成功极大程度上取决于病变是否为完全闭塞病变，面对近端病变更是如此。相反，近端病变中鲜有网状病变和迂曲病变。因此，本章我们将重点阐述对于肺动脉近端病变的BPA介入处理技巧，同时也详细介绍了BPA在环形狭窄、次全闭塞病变和完全闭塞病变中的处理技巧和窍门。

9.4　近端病变的介入处理技术

9.4.1　指引导管的选择

进行BPA时我们通常选择右股静脉入路，一方面便于术者同时操作指引导管和导丝；另一方面，其射线量较右颈静脉入路低。相反，右颈静脉入路可获得较强的支撑力，对于处理右肺富含硬纤维组织的完全闭塞病变非常有利。对于需要更强后助力的病变，可选择7～8Fr导引鞘（BRITE TIP®sheath introducer；Cordis，Santa Clara，California，USA）的7～8Fr指引导管。但有时候，在右心室或肺动脉内操作较大口径的指引导管不太容易。在这种情况下，我们经常选用4Fr Judkins Right-4造影导管作为指引导管。成功处理肺动脉近端完全闭塞病变的关键是选择具有合适形状的指引导管。目前，尚无BPA专用的指引导管。我们通常选择外周或冠状动脉的指引导管，比如处理双肺下叶和上叶可用Mach 1多功能导管，右肺中叶和左肺舌叶可用Mach 1 AL1。当需要一个较强后支持力的指引导管，Mach 1 Q形管（Boston Scientific，Marlborough，MA，USA）是个非常不错的选择。此外，如果指引导管与病变不同轴，我们可通过前伸或回撤长鞘以调整指引导管的外露形状便于与病变同轴。

9.4.2　近端病变的扩张

在进行血管介入治疗时，非常重要的一点是扩张病变部位使其达到最佳疗效的同时，最大限度地减少对血管的损伤。因此应根据患者的病变血管直径、病灶处纤维成分以及患者血流动力学状态来选定合适的球囊。BPA处理肺动脉远端病变时，我们常选用2.0mm球囊对病变进行首次扩张。在随后的1～3个月，我们会用较大直径（3.0～6.0mm）的球囊对病变进行逐级扩张以达到最佳疗效。在处理近端病变时，我们同样采用这种逐级扩张的策略。但是，2.0mm球囊有时相对较小，无法确保后续介入操作的管腔再通。肺动脉近端的直径一般较大，在第一、第二次BPA时，可根据近端病变血管直径选择相对较大的球囊，以优化介入疗效。如果通过肺血管造影仍难以确定该用多大的球囊，可考虑使用血管内超声（IVUS）协助选择球囊尺寸。下文我们将详尽阐述如何根据不同病变类型选择合适的球囊尺寸。

9.4.3　根据病变类型选择球囊的技巧

9.4.3.1　环状病变

对于肺动脉远端病变，环状病变的处理成功率较其他病变类型高。导丝通过此类病变并不难，重要的是选择合适的工作导丝，以避免造成血管损伤。成功处理环状病变的重中之重是选择合适的球囊，此类病变因为富含致密的弹性纤维组织，故极容易回缩，所以一般可以选择相对较大直径的球囊（如参考血管的120%～150%）以达到最大限度的扩张。如果球囊导管很容易滑到病变远端或近端，那么可尝试刻痕球囊或双导丝技术。我们不建议选用切割球囊，因为它对血管损伤的风险较高。

图9.1展示了一位66岁女性患者肺动脉近端环形病变处理前（图9.1a）、处理后（图9.1b）的肺动脉造影图像。这位患者拒绝PEA治疗，所以我们给她进行了BPA治疗。该患者术前平均肺动脉压力＜40mmHg，所以我们为她施行第一次BPA选择了较大的球囊（4.0～6.0mm）。在接受后续两次BPA后，她的平均肺动脉压力最终从36mmHg下降到18mmHg，肺血管阻力（PVR）从7.5WU下降到3.3WU。

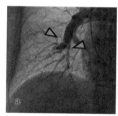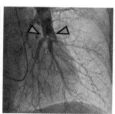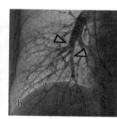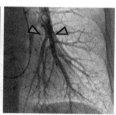

图9.1 一例CTEPH患者肺动脉造影，肺动脉近端可见环形狭窄

注：a.球囊肺血管成形术（BPA）前肺动脉造影图像。双下肺动脉可见环形狭窄（红色箭头）。狭窄远端肺动脉可见缩窄。b. BPA后肺动脉造影图。经过两次BPA后，可见肺动脉病变处、病变远端血管管腔均显著扩大。

9.4.3.2 次全闭塞病变

图9.2展示了一位81岁女性患者肺动脉近端次全闭塞病变处理前（图9.2a）、处理后（图9.2b）的肺动脉造影图像，她因为高龄无法耐受PEA手术。选择性肺动脉造影显示在完全闭塞或次全闭塞病变周围有广泛的侧支循环（图9.3a、b）。在PEA前，想要识别亚段肺动脉以远2～3mm的血管闭塞非常艰难，尤其是合并肺动脉近端闭塞者。这些远端病变常与近端病变并存，这也许是PEA后残余肺动脉高压的原因之一。这位患者接受了8次BPA后，平均肺动脉压力从51mmHg下降到27mmHg，PVR从12.8WU下降到4.3WU。

次全闭塞病变能否成功做通，取决于导丝是否能顺利通过病变，进入远端血管的真腔。因此，导丝通过病变前清楚掌握闭塞远端的血管情况至关重要。首先，进行清晰的选择性肺动脉造影，让患者深吸气、以恰当的压力推送经

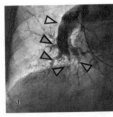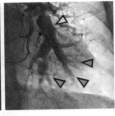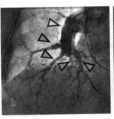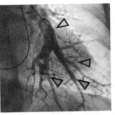

图9.2 一例CTEPH患者肺动脉造影，肺动脉近端可见次全闭塞

注：a. BPA前肺动脉造影图像。右肺可见多处严重狭窄（红色箭头），部分病变远端血管未显影。左肺各段水平肺动脉中段可见多处次全闭塞。近端血管可见扩张样改变（黄色箭头）。b. BPA扩张治疗后。经过8次BPA治疗，尽管肺动脉仍可见管壁不规则，既往的次全闭塞处及其远端血管管腔均显著扩大。原来扩张的近端肺动脉较前有所回缩。

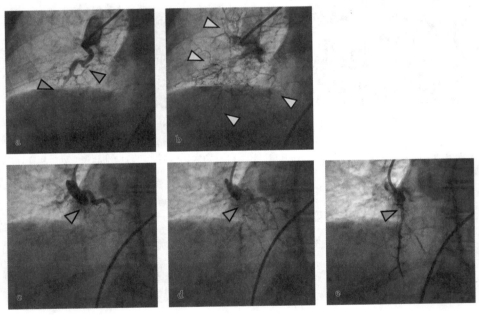

图9.3 首次BPA治疗前后肺动脉造影

注：a.右肺外基底段（A9）的选择性肺动脉造影。部分亚段肺动脉远端未显影（红色箭头）。b.反复多次选择性肺动脉造影后，完全闭塞A9段周围可见部分侧支（黄色箭头）。c.右肺动脉后基底段（A10）选择性肺动脉造影，为完全闭塞病变（红色箭头）。d.将指引导管深插到闭塞段进行选择性肺动脉造影，转动导管使其与病变同轴，右A10远端病变得以显影（红色箭头）。e.用2.0mm球囊扩张后复查选择性肺动脉造影，可见病变及其远端血管直径较前增加（红色箭头）。

过稀释的对比剂。随后，与冠脉介入类似，使用8寸图像进行选择性肺动脉造影以获取病变远端最清晰的造影图像。即便病变近似完全闭塞（图9.3c），但若指引导管与病变同轴性好，选择性肺动脉造影仍然有可能看到一些闭塞端的微通道，如图9.3d所示。导丝成功通过后，用2.0mm的球囊对该病变进行扩张。

术者应小心地推送导丝使其滑动前进，避免用力过度而误入假腔。若导丝进入假腔，则有可能导致肺动脉夹层，进而使血管再次闭塞并大大降低血管介入的成功率。如果发现导丝深扎进病变内，即便此刻肺动脉造影能清楚看到远端情况，术者仍不宜继续强行前进，而需将导丝轻轻回撤，然后重新调整导丝方向以再次尝试进入真腔。此外，如果指引导管随呼吸或者心跳摆动明显，导丝则不太容易前进。因此，处理肺动脉近端次全闭塞的病变，保持指引导管的稳定性非常重要。我们通常在患者深吸气屏住时送导丝，因为深吸气时肺动脉会被拉直，导丝更容易通过病变。理论上应选用头端重量最小的导丝，但如果导丝太软便不容易通过病变，可以考虑选用微导管或其他重量相对较大的硬导丝（如头端≤3g在多数情况下是足够的）。导丝通过病变后，若导丝重量≥2g，可能需要更换成软头导丝及微导管。扩张病变前，有必要通过造影或者IVUS来再次确认导丝是否在真腔内。

因为病变部位及近端血管直径存在较大差异，因此扩张肺动脉近端的次全闭塞病变时，球囊直径的选择需要更加慎重。在首次BPA扩张时，我们通常选用相当于参考血管直径60% ～ 80%的球囊进行扩张，且只扩张狭窄最重处，而不同期扩张远端血管。在后续BPA中，我们会用大小合适的球囊再次扩张病变，并同时处理远端病变。

9.4.3.3　完全闭塞病变

肺动脉近端的完全闭塞病变处理与远端病变有非常大的差异。一般而言，这类病变常为典型的"囊状"病变。以下为一例57岁女性患者右下肺动脉完全闭塞的肺动脉造影影像，从图中可见闭塞性病变被内膜包裹，其表面光滑（图9.4a）。病变远端无可视的微通道。这些病变由2 ～ 4层极厚的纤维组织组成，且每层纤维组织间往往由粗糙的纤维组织填充。因此，即便用头端超过

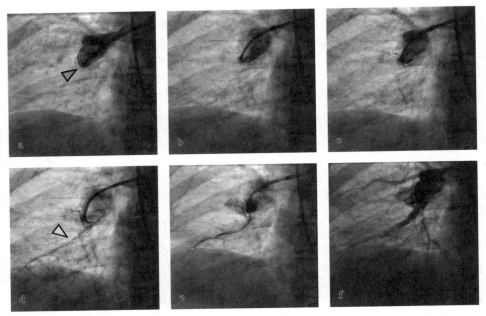

图9.4　右下肺动脉完全闭塞病变BPA治疗前、治疗中及治疗后肺动脉造影

注：a.右下肺动脉完全闭塞病变表面平滑（红色箭头）。b.病变处有较硬纤维帽，导丝未能通过病变。c.指引导管顶住闭塞病变处推送对比剂，导丝小心试探前行，在病变表面人为制造"血管夹层"。d.用微导管辅助硬导丝穿透病变表面"夹层"，复查肺动脉造影可见远端血管显影。e.即便导丝通过病变，远端血管显影仍不满意。在球囊扩张前，需用微导管将硬导丝更换为软导丝并用血管内超声确认导丝是否在真腔内。f.经3.0mm及6.0mm球囊逐级扩张病变后复查选择性肺动脉造影结果。

10g的硬导丝，也未必能穿透。面对这种病变，首先可以将指引导管深插、轻轻顶住病变从而人为造成血管表面"夹层"，并柔和地推对比剂（图9.4b）以便清楚显示局部情况。随后，利用微导管将硬头导丝通过"夹层"穿透病变表面的纤维帽。一旦穿过第一层纤维，紧接着重复上述操作在第一个"夹层"的基础上制作第二个"夹层"。如此，直到导丝能通过最后一层僵硬的纤维组织（图9.4c、d）。在上述操作过程中，重复的选择性造影有时能清楚显示远端病变情况，但有时候远端病变显示不佳（图9.4e），此时往往需要借助IVUS来确定导丝的位置。如果导丝穿透血管外，回撤导丝便足以止血，因为这种病变内富含纤维组织，很容易将导丝造成的穿孔堵住，所以回撤导丝便可继续进行下一步操作。如果确认导丝在真腔内，需要通过微导管交换软头导丝，因

为完全闭塞性病变远端血管往往很脆，容易被硬导丝损伤。球囊逐级扩张到
3.0 ～ 6.0mm，即为完成BPA（图9.4f）。

图9.5展示了与图9.4同一位患者右下肺动脉完全闭塞性病变处理前（图
9.5a）、处理后（图9.5b）的肺动脉造影图像。该闭塞段在9年前曾经处理过，
目前仍为闭塞。患者的肺动脉平均在PEA后再次升高，经过7次BPA后，平
均肺动脉压力从36mmHg下降到18mmHg，PVR从7.5WU下降到3.3WU。

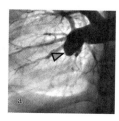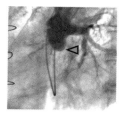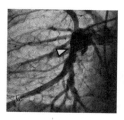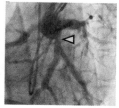

图9.5　PEA后右下肺动脉完全闭塞性病变的肺动脉造影

注：a. BPA前肺动脉造影。左前位，右肺动脉的右、左前斜位造影。右下肺动脉完全闭塞，病变
表面平滑（红色箭头）。b. BPA后肺动脉造影。左前位，右肺动脉的右、左前斜位造影。该病变9年
后仍保持通畅，即便病变处肺动脉血管壁可见残余管腔不规则（黄色箭头）。

通常而言，仅一次BPA不太可能完全处理好近端闭塞病变；该类病变常
需要多次逐级扩张，既是为了减少血管损伤，也是为了增加介入成功率。首
次BPA治疗的关键是维持最小血流以确保后续BPA有合适的通路。能开通一
些分支来维持血流通畅非常重要。因为如果处理的病变血流能维持通畅，病变
血管甚至远端血管有自发扩张的可能；偶尔，闭塞血管还有可能自发显影。此
外，后续BPA治疗的目的，是用合适的球囊进行逐级扩张闭塞段并处理远端
病变，以及处理新出现的病变血管。

图9.6展示了另外一个典型的BPA治疗案例，患者是位63岁男性，右下肺
动脉完全闭塞。导丝通过纤维帽后用5.0mm球囊充分扩张后（图9.6b），远端
的第二个闭塞性病变才得以显露（图9.6c）。在处理第二个闭塞病变的3个分支
后，血流才得以显著改善（图9.6d）。这里需要提醒的是，在第一次BPA处理
近端闭塞性病变时，尽量避免同期处理远端闭塞性病变，因为远端病变一般较
脆，容易损伤。

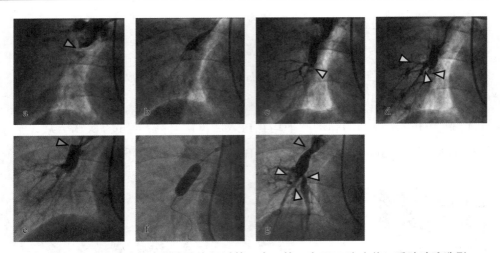

图9.6   右下肺动脉完全闭塞病变经过第一次、第二次BPA治疗前、后肺动脉造影
注：a.右下肺动脉血管完全闭塞（红色箭头）。b.导丝通过第一层纤维帽后，用5.0mm球囊进行扩张。c.首次扩张后再进行选择性肺动脉造影。位于第一个闭塞段远端的血流恢复，远端第二处闭塞段得以显影（黄色箭头）。d.第一次BPA中处理第二处闭塞病变的三个分支（黄色箭头）后的选择性肺动脉造影图像。e.第二次BPA过程中的选择性肺动脉造影图像。第一处闭塞病变仍可见残余狭窄（红色箭头）。f.10mm球囊对狭窄部位进行扩张。g.第二次BPA结束后的选择性肺动脉造影图像。第一处（红色箭头）、第二处（黄色箭头）闭塞段管腔均可见显著改善。

完全闭塞病变头部有大量的纤维组织，所以此类病变的球囊扩张与其他类型病变差异甚远。较血管直径小的球囊，往往会因为纤维挛缩而再次闭塞。选用足够大的球囊进行扩张同时不伤及血管，是成功维持狭窄处管腔通畅的关键。图9.6e可见，在第一次BPA治疗1个月后，上次闭塞部位仍有残余狭窄。在用10mm球囊扩张后（图9.6f），闭塞处及其远端管径进一步扩大（图9.6g）。因为完全闭塞病变处理步骤复杂且并发症发生率高，因此建议在BPA治疗后期，即先处理其他病变后再考虑处理该类病变。此外，需要由BPA经验丰富的术者进行操作。我们既往报道，该类病变处理功能率为52.2%，远低于其他病变类型。这个成功率包括了处理远端病变，所以如果计算单存完全闭塞病变成功率可能更低。我们最近初步数据分析，BPA处理完全闭塞病变的成功率为79%，但是长期随访维持再通率仅为59%。

9.5　BPA治疗近端病变的并发症

即便已经采取万全之策，并发症的发生仍不可避免。最常见、典型的并发症为血管损伤导致的肺损伤。虽然BPA处理近端病变除血管损伤以外并无其他并发症，但一旦发生，往往情况更糟糕。因为血管管腔较大，所以近端病变的止血处理更困难，仅通过充气球囊进行临时止血不太容易。一旦出血发生，需要及时用鱼精蛋白中和肝素，并用合适的球囊堵塞近端病变10 ～ 15分钟。如果这次操作仍不能控制出血，可考虑将栓塞物质注射到出血部位进行局部止血。再者，可考虑使用V-A ECMO进行抢救。对于大部分患者而言，气管插管以及正压通气不足以止血，因为这些肺动脉高压的患者肺动脉压力远高于他们的气道压力。如果球囊扩张后发生了肺动脉破裂，可以考虑在病变部位植入覆膜支架。

9.6　BPA处理近端病变的局限性及前景

随着近些年的介入技术发展，BPA的安全性及有效性已经得到长足的提高。对于适合但未能接受PEA治疗的CTEPH患者，BPA的有效性已经可以与PEA媲美。因此，BPA或许可以成为此类患者的另一选择。然而，BPA处理近端及远端病变的疗效并未曾进行比对。BPA未能切除纤维组织，所以即便成功地进行球囊扩张，病变部位的纤维组织仍持续存在。这个弊端在近端病变尤为凸显，因为近端部位的纤维组织量往往较远端病变更多。BPA后肺动脉造影提示不规则的肺动脉壁表面充盈则为纤维组织最好的凭证（图9.2b、图9.5b）。时至今日，解决该问题的唯一办法，就是冒着血管损伤的风险用大球囊（oversize）进行扩张。此外，近年也有对近端病变尝试支架植入的报道。诚然，支架植入不失为保持血管再通的办法之一，但是需要有更多的研究去证实该治疗的安全性、有效性以及长期再通率。

9.7　小结

尽管BPA处理近端病变的成功率及长期随访再通率较低，但是该技术的疗效及预后正得到长足的发展。日后进一步的疗效及安全性提高使得BPA不仅仅是PEA不能企及远端病变的治疗策略所选，甚至对于PEA能到达的近端病变，BPA或许可占有一席之地。

（译者　曾绮娴）

参 考 文 献

1. Madani MM，Auger WR，Pretorius V，Sakakibara N，Kerr KM，Kim NH，et al. Pulmonary endarterectomy：recent changes in a single institution's experience of more than 2,700 patients. Ann Thorac Surg. 2012，94：97103. https：//doi.org/10.1016/j.athoracsur.2012.04.004.

2. Jenkins D. Pulmonary endarterectomy：the potentially curative treatment for patients with chronic thromboembolic pulmonary hypertension. Eur Respir Rev. 2015，24：263-71. https：//doi.org/10.1183/16000617.00000815.

3. Jenkins D，Madani M，Fadel E，D'Armini AM，Mayer E. Pulmonary endarterectomy in the management of chronic thromboembolic pulmonary hypertension. Eur Respir Rev. 2017，26：143. https：//doi.org/10.1183/16000617.0111-2016.

4. Madani M，Mayer E，Fadel E，Jenkins DP. Pulmonary endarterectomy. Patient selection，technical challenges，and outcomes. Ann Am Thorac Soc. 2016，13：S240-7. https：//doi.org/10.1513/AnnalsATS.201601-014AS.

5. Mizoguchi H，Ogawa A，Munemasa M，Mikouchi H，Ito H，Matsubara H. Refined balloon pulmonary angioplasty for inoperable patients with chronic thromboembolic pulmonary hypertension. Circ Cardiovasc Interv. 2012，5：748-55.

6. Ogawa A，Satoh T，Fukuda T，Sugimura K，Fukumoto Y，Emoto N，et al. Balloon pulmonary angioplasty for chronic thromboembolic pulmonary hypertension：results of a multicenter registry. Circ Cardiovasc Qual Outcomes. 2017，10：1. https：//doi.org/10.1161/CIRCOUTCOMES.117.004029.

7. Lang I，Meyer BC，Ogo T，Matsubara H，Kurzyna M，Ghofrani HA，et al. Balloon pulmonary angioplasty in chronic thromboembolic pulmonary hypertension. Eur Respir Rev. 2017，2017：26. https：//doi.org/10.1183/16000617.0119-2016.

8. Mahmud E，Madani MM，Kim NH，Poch D，Ang L，Behnamfar O，et al. Chronic thromboembolic pulmonary hypertension：evolving therapeutic approaches for operable and inoperable disease. J Am Coll Cardiol. 2018，71：2468-86. https：//doi.org/10.1016/j.jacc.2018.04.009.

9. Feinstein JA，Goldhaber SZ，Lock JE，Ferndandes SM，Landzberg MJ. Balloon pulmonary angioplasty for treatment of chronic thromboembolic pulmonary hypertension. Circulation. 2001，103：10-3. https：//doi.org/10.1161/01.CIR.103.1.10.

10. Minatsuki S，Kiyosue A，Kodera S，Hara T，Saito A，Maki H，et al. Effectiveness of balloon pulmonary angioplasty in patients with inoperable chronic thromboembolic pulmonary hypertension despite having lesion types suitable for surgical treatment. J Cardiol. 2020，75：182-8. https：//doi.org/10.1016/j.jjcc.2019.07.006.

11. Ishiguro H，Kataoka M，Inami T，Yanagisawa R，Shimura N，Taguchi H，et al. Percutaneous transluminal pulmonary angioplasty for central-type chronic thromboembolic pulmonary hypertension. JACC Cardiovasc Interv. 2013，6：1212-3. https：//doi.org/10.1016/j.jcin.2013.03.025.

12. Nishihara T，Shimokawahara H，Matsubara H，Hayashi K，Tsuji M，Naito T，et al. The hemodynamic improvement with balloon pulmonary angioplasty in chronic thromboembolic pulmonary hypertension depends on the lesion location. Eur Heart J. 2019，40：1. https：//doi.org/10.1093/eurheartj/ehz745.1060.

13. Kawakami T，Ogawa A，Miyaji K，Mizoguchi H，Shimokawahara H，Naito T，et al. Novel angiographic classification of each vascular lesion in chronic thromboembolic pulmonary hypertension based on selective angiogram and results of balloon pulmonary angioplasty. Circ Cardiovasc Interv. 2016，9：e003318. https：//doi.org/10.1161/CIRCINTERVENTIONS.115.003318.

14. Shimokawahara H，Ogawa A，Mizoguchi H，Yagi H，Ikemiyagi H，Matsubara H. Vessel stretching is a cause of lumen enlargement immediately after balloon pulmonary angioplasty：intravascular ultrasound analysis in patients with chronic thromboembolic pulmonary hypertension. Circ Cardiovasc Interv. 2018，11：e006010. https：//doi.org/10.1161/CIRCINTERVENTIONS.117.006010.

15. Ogawa A，Matsubara H. After the dawn—balloon pulmonary angioplasty for patients with chronic thromboembolic pulmonary hypertension. Circ J. 2018，82：1222-30. https：//doi.org/10.1253/circj.CJ-18-0258.

16. Ejiri K，Ogawa A，Matsubara H. Bail-out technique for pulmonary artery rupture with a covered stent in balloon pulmonary angioplasty for chronic thromboembolic pulmonary hypertension. JACC Cardiovasc Interv. 2015，8：752-3. https：//doi.org/10.1016/j.jcin.2014.11.024.

17. Darocha S，Pietura R，Banaszkiewicz M，Pietrasik A，Kownacki L，Torbicki A，et al. Balloon pulmonary angioplasty with stent implantation as a treatment of proximal chronic thromboembolic pulmonary hypertension. Diagnostics（Basel）. 2020，10：6. https：//doi.org/10.3390/diagnostics10060363.

第10章 慢性血栓栓塞性肺动脉高压球囊肺血管成形术的成功指标

10.1 引言

一种干预的疗效通常是通过衡量风险/获益比来评估的。慢性血栓栓塞性肺动脉高压（CTEPH）患者的球囊肺血管成形术（BPA）同样遵循这一原则，必须对其净临床获益进行严格的科学评价。目前，BPA在很大程度上仍被认为是有症状且不能接受手术治疗的患者的替代治疗，治疗证据的积累仍处在早期阶段。在此背景下，标准化BPA治疗的结局定义尤为重要，可为BPA介入治疗提供标准终点，并提高不同研究之间结果的可解释性和可比性。

BPA治疗CTEPH的疗效可以从不同的角度衡量，但是原则是临床结局。有许多与临床结局相关的指标可作为替代终点，例如血流动力学变化［如肺血管阻力（PVR）降低］和右心室（RV）功能。这些以患者为中心的终点通常是多次BPA治疗的结果，每一次BPA处理不同肺段的多处病变。因此，医生应在病变水平设定评价BPA成功的指标，包括残余狭窄、肺血管血流和通过靶病变的静息压力梯度。所有疗效终点需要与安全性，即围手术期并发症发生率，进行权衡。

因此，本章的目的是总结临床实践和科学文献中常用的终点和指标，以定义BPA的成功（表10.1）。

表 10.1 CTEPH 中球囊肺血管成形术的治疗目标

	参数
患者水平结局	
● 临床结局	
– 生存期延长	肺动脉高压缓解
– 生活质量提高	EQ-5D问卷，CHAMPOR问卷
– 运动能力改善	6分钟步行距离，Borg评分，WHO功能分级
– 症状缓解	停止或减少肺动脉高压靶向药物
	停止家庭氧疗
	患者意愿（患者自觉不再需要额外的BPA治疗）
● 替代终点	
– 肺动脉高压缓解	平均肺动脉压力＜25mmHg
	平均肺动脉压力＜30mmHg（很多中心的替代阈值）
	肺血管阻力＜3WU
– 右心室的功能提高	右心室容积、射血分数、三尖瓣环收缩期位移和右心室游离壁峰值应变正常
动脉血氧饱和度（%）	＞95%
血浆脑利钠肽水平的变化	脑利钠肽或氨基末端脑钠肽正常
治疗病变的终点	
● 肺血管血流分级a	＝3
● 病变远端压力/近端压力	＞0.8
操作过程的安全性终点	
● PEPSIa	＜35
● 治疗病变远端的平均肺动脉压力	＜35mmHg

注：PEPSI.肺水肿预测评分指数。WHO.世界卫生组织。a.根据Inami等人的定义。

10.2 患者水平的结局

临床结局

生存：CTEPH严重影响患者生存率和生活质量，当平均肺动脉压力＞30mmHg时，生存率显著降低。外科肺动脉内膜剥脱术（PEA）被认为是一种永久的根治性治疗选择，因此被推荐为一线治疗。BPA可逐渐消除肺血管树的机械性阻塞，其最终目标是降低CTEPH患者的死亡率并改善生活质量（QoL）。目前，BPA被认为具有生存获益，但尚未明确证实。目前尚未有研究对PEA和BPA进行直接比较，并且BPA被认为是排除手术可能性后的一种治疗选择。此外，尽管适合PEA和BPA的病变存在重叠，但实际上这两种技术解决的是不同解剖部位的病变，所以很难设置两种治疗的随机对照研究。可以尝试从现有文献和历史性CTEPH队列中对两种治疗策略进行间接比较，但存在潜在的选择偏倚。值得注意的是，在法国一个大型不适合手术治疗的CTEPH患者队列中，BPA与生存率改善独立相关。事实上，许多研究者已经报道了BPA术后存活率极佳。RACE试验（ClinicalTrials.gov注册登记号：NCT02634203）是BPA与利奥西呱的头对头比较，利奥西呱是一种口服的可溶性鸟苷酸环化酶的激动剂，并且是迄今为止唯一获批用于治疗不可手术的CTEPH或PEA术后持续性/复发性肺动脉高压的药物。RACE试验的结果可作参考，①未证实利奥西呱可改善CTEPH患者的生存期；②研究的主要终点为替代终点，即PVR较基线的变化；③在大多数情况下，BPA被视为靶向药物的补充治疗而不是替代治疗。

功能分级和运动能力：研究一致提示BPA术后患者纽约心脏协会（NYHA）或世界卫生组织（WHO）功能分级明显改善。例如，在法国的经验中，基线时，NYHA心功能Ⅲ级或Ⅳ级的患者占64.7%，而在末次BPA术后降为21.3%。在另一项研究中，NYHA心功能Ⅲ级或Ⅳ级的占比在基线时为96%，在末次BPA术后为20.8%。英国注册登记研究报道，BPA术后WHO功能分级≥3级的患者比例从80%降至13%（$P < 0.0001$）。

同样，许多研究提示BPA术后患者运动能力逐步改善。在最大样本的日本队列研究中，6分钟步行距离（6MWD）从基线时的（318±122）m增加至BPA结束时的（401±105）m，随访期间进一步增加至（430±109）m。另一个日本系列研究报道平均6分钟步行距离增加106m。在欧洲，德国的经验报道称6分钟步行距离平均增加33m，法国的登记研究报道增加45m，英国报道增加74m，捷克报道增加54m。

有趣的是，既往手术研究证明了术后6分钟步行距离与1年生存率独立相关。

生活质量：不同的生活质量（QoL）问卷，如EQ-5D问卷和剑桥肺动脉高压预后调查（CAMPHOR），一致提示BPA改善患者QoL。

10.3　疗效的替代终点

血流动力学：在所有的日本研究中均观察到BPA术后平均肺动脉压力（mPAP）和PVR持续降低，这些结果在长期随访期间得到证实。在欧洲，德国注册登记研究报道BPA术后mPAP降低18%，PVR降低26%。类似地，在法国登记研究中，mPAP降低30%，PVR降低49%。

在药物治疗的CTEPH患者中，mPAP＞30mmHg与不良临床结局显著相关。PEA术后，mPAP≥38mmHg与较低的长期生存率相关，并且术后PVR是院内死亡和术后1年内死亡的独立危险因素。BPA的主要目标应是缓解肺动脉高压（PH），因此，BPA与PEA有相同的治疗目标是合理的：即将mPAP降低至25mmHg以下。然而，即使是PEA，仅＜50%的患者可达到该目标，对于许多患者术后平均肺动脉压力＜30mmHg可能是合理的替代指标。事实上，该阈值与药物治疗患者和PEA后的良好临床结局相关，许多有经验的中心将其用作BPA治疗目标。值得注意的是，BPA的血流动力学获益不应在术后即刻衡量，因为大部分患者在术后6个月才观察到显著血流动力学改善。

另一方面，即使静息mPAP降到正常，仍有一些患者存在劳力性呼吸困难。运动性PH被认为是这些患者运动能力降低的主要机制，因此提倡更积极的治疗，尤其是在年轻患者中。

右心室的功能：右心衰竭是PH患者死亡的主要原因，其预后价值优于PVR。通过减轻右心室的负荷，BPA可以改善RV功能并逆转RV重构。事实上，BPA术后，所有反映RV功能的指标均有显著改善，包括容积、射血分数、三尖瓣环收缩期位移（TAPSE）和RV游离壁峰值应变。

动脉血氧饱和度和家庭氧疗需求：许多研究已经证明，BPA术后动脉血氧饱和度增加。BPA改善动脉血氧饱和度使得患者可以停止氧疗。因此，未经家庭氧疗的血氧饱和度＞95%被视为BPA的另一个治疗目标。

停止PH靶向药物：在首次改良BPA术的经验报道中提示BPA术后PH

药物使用显著减少或停药，这一结论在后续研究以及长期随访期中得到证实。

10.4　安全性的终点

BPA的早期研究报道了较高的不良事件和致死性并发症的发生率。近年来，在Matsubara及其同事对BPA技术进行改进后，很多研究提示手术安全性有了很大的改善。经验丰富的术者，围手术期死亡率为0～3.4%。尽管随着学习曲线的进步，其他术中和术后并发症的发生率在逐步下降，然而，这些事件的发生率仍不可忽视。潜在的并发症包括血管穿孔或破裂、夹层、咯血、肺水肿和/或出血、气胸、对比剂肾病和穿刺部位血管并发症。导丝操作或球囊过度扩张以及再灌注损伤（RPI）可导致肺损伤。

表10.2对BPA的并发症按严重程度进行了分类。一般而言，可将其分类为危及生命［需要插管，机械通气，体外膜肺氧合，根据出血学术研究联合会（BARC）的5级、3b级或3级出血，腹膜后血肿，心源性休克］；重度（需要无创正压通气、BARC 3a级出血、急性肾损伤3级、重大穿刺部位并发症、需要外科手术干预或血管内介入治疗的严重出血）；中度（需要延长辅助供氧、延长住院时间、无严重出血的计划外血管内介入、急性肾损伤2级）；轻度（保守治疗，需要暂时性辅助供氧治疗和/或血管内介入治疗）。目前尚不清楚胸片和/或CT扫描显示的轻度肺部阴影而无低氧血症和咯血是否应视为手术并发症，或者它们是否仅是再灌注的一过性反应。

表10.2　BPA不良事件的临床分类

分类	参数
危及生命	需要插管
	机械通气
	体外膜肺氧合
	危及生命的出血（BARC 5、3b或3c）
	腹膜后血肿
	心源性休克

续　表

分类	参数
重度	需要无创正压通气 急性肾损伤3级 严重出血（BARC 3a） 重大穿刺部位并发症（动静脉瘘、假动脉瘤、不可逆性神经损伤） 需要紧急外科干预 需要血管内介入治疗的严重出血
中度	需要延长辅助供氧时间 延长住院时间 无严重出血的计划外血管内介入 急性肾损伤2级
轻度	保守治疗 仅需要暂时性辅助供氧治疗 急性肾损伤1级

注：BARC. 出血学术研究联合会。BPA. 球囊肺血管成形术。BARC 5. 致死性出血。BARC 3a. 明显出血加血红蛋白下降30～50g/L（假设血红蛋白下降与出血有关），输血伴明显出血。BARC 3b. 明显出血加血红蛋白下降＜50g/L（假设血红蛋白下降与出血有关），心脏压塞，需要手术干预控制的出血，需要静脉注射血管活性药物的出血。BARC 3c. 经尸检、成像或腰椎穿刺证实的颅内出血，影响视力的眼内出血。

　　来自不同队列的结果表明，BPA术后并发症的发生率和肺动脉高压的严重程度以及BPA时的肺血管阻力密切相关。早期，Inami及其同事提出了肺水肿预测评分指数（PEPSI）以提高手术的疗效，肺水肿预测评分指数是通过测量手术前后肺血流分级变化的总和（见以下定义）来计算的。再灌注水肿的风险与基线PVR密切相关。因此，PEPSI定义为BPA前后肺血流分级（PFG）的变化总和×基线PVR（WU）。通过受试者工作特征曲线（ROC）分析确定安全阈值为35.4，灵敏度为88.7%，特异度为82.8%，阳性预测值为75.8%，阴性预测值为92.3%。然而，重要的是，在几乎所有日本和经验丰富的BPA中心，通过使用改良的BPA术，大量病变可以在首次介入中被处理。在大多数情况下，PEPSI非常高，而再灌注肺水肿的发生率几乎可忽略不计。因此，在改良BPA技术中，PEPSI的预测价值受到质疑。

10.5   病变水平结局

残余狭窄：普遍认为，在靶病变水平，很难像经皮冠状动脉介入治疗（PCI）一样通过测量残余血管直径或狭窄面积来判断BPA是否成功。事实上，BPA的作用机制与PCI对动脉粥样硬化病变的作用机制完全不同。即使残余狭窄与手术有效性之间可能存在相关性，也没有残余狭窄的阈值来衡量BPA的有效性。在改良BPA中，建议初始使用小的球囊以减少再灌注损伤，并使血管在进一步使用较大球囊之前逐渐恢复到原始尺寸，这一治疗策略使得将残余狭窄直径作为病变水平的治疗成功指标更加复杂。

肺血流分级：肺循环中的血流评价是基于靶病变远端的前向血流和肺静脉床的对比剂清除率。表10.3展示了Inami及其同事提出的肺灌注分类。研究者证实，不同于靶血管总数，BPA时PFG的变化总和与随访时PVR和mPAP的变化显著相关。

表10.3   肺血流分级的定义

分级	描述
分级0	无灌注或穿刺后肺动脉灌注极少
分级1	部分肺动脉有灌注 病变远端的肺动脉床显影，但对比剂进入病变远端的血管的速度或其从肺动脉远端血管床的清除速度明显慢于非病变血管供血的同类区域
分级2	肺动脉完全灌注和肺静脉部分灌注 顺行流入病变远端的肺动脉床与顺行流入病变近端的肺动脉床的血流速相同。但是，靶肺动脉供血的肺静脉床中对比剂的显影率或对比剂的清除率明显慢于非病变血管供血的同类区域
分级3	肺动脉和静脉完全灌注

注：Inami等人改编。

通过靶病变的压力比：可采用冠状动脉压力导丝测量通过靶病变的远端与近端的压力比（Pd/Pa），这是在病变水平评价球囊扩张有效性的一个有趣而客观的指标。肺血流分级评分与压力比之间存在强相关性。然而，即使在PFG3级的情况下也可观察到低Pd/Pa值，提示与肺血流相比，压力比的敏感性更高（图10.1）。建议使用Pd/Pa > 0.8作为有效扩张的临界阈值，常规采用该临界值

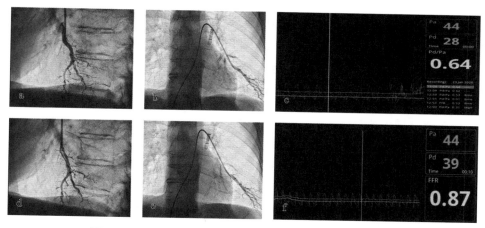

图10.1　远端与近端压力比相对于肺血流分级的增加价值

注：图a和b前后位和侧位血管造影显示血管造影结果良好，同时根据肺静脉血流将PFG分为3级。c. Pd/Pa = 0.64。图d和e继续球囊扩张后血管造影外观基本不变。f.最终Pd/Pa = 0.87。

可克服目测估计PFG的局限性并增加球囊扩张的有效性。测量病变远端的压力还被提出用来提高手术的安全性。事实上，前期观察发现，无肺再灌注损伤的患者在血管成形术前mPAP的中位值为33mmHg，目前建议远端病变mPAP的阈值为35mmHg，以降低再灌注损伤的风险。

10.6　依据患者定制的治疗目标

BPA的最终目标是治愈PH并改善生存率。同时，当患者不再有临床症状、不再需要家庭氧疗和PH靶向药物时，认为BPA治疗彻底成功。但是，许多接受BPA治疗的患者是由于严重的合并症或手术风险过高，不能接受PEA治疗。在这些患者（包括许多老年患者）中，应制定不同的治疗目标，同时考虑安全性和患者的主观意愿。因此，在某些情况下，患者的满意度（患者认为他们不再需要后续的BPA治疗），QoL和运动能力的改善，停止或减少PH靶向药物和氧疗可被视为BPA治疗的主要治疗目标。

另一方面，一些无严重合并症的年轻患者由于远端病变不适合PEA，被转诊接受BPA。对于这些患者，静息状态下mPAP正常化可能还不够。事实上，即使mPAP降为正常，仍可在许多肺动脉节段中检测到残余狭窄，据报道，BPA可改善一些静息状态下无PH患者的运动能力。残余狭窄会导致通气－灌注不匹配和无效腔样通气，从而引起运动性PH和劳力性呼吸困难。有假设认为BPA的广泛血运重建超过血流动力学正常化（ERBPA）可提供临床获益。事实上，在BPA治疗后mPAP恢复正常或临界的CTEPH患者的小样本的病例研究中，与常规BPA的对照组患者相比，ERBPA使残留狭窄的肺动脉段数量从11.7±0.4减少至5.3±0.5，并改善了症状、6MWD以及VE/VCO$_2$斜率。

10.7　小结

　　BPA的最终目标应该是缓解PH和改善生存率。迄今为止，判断BPA成功的最佳指标是，在无严重并发症的情况下，末次BPA术后6个月的mPAP正常化（＜25mmHg）。在患者水平，许多其他临床终点和替代终点还可以考虑用来评价手术的有效性，尽管其中大多数缺乏有效的阈值来指导治疗。对于一些高龄或存在严重合并症的患者，合理的治疗目标是减轻症状、减少PH靶向药物和家庭氧疗。在年轻的患者中，应鼓励超过血流动力学正常化的广泛血运重建来进一步优化BPA结果，尤其是当这些患者持续存在劳力性呼吸困难时。在病变水平，治疗目标是肺血流分级正常化（PFR＝3）和病变远端与近端压力比降到＜0.8。

（译者　李　欣）

参　考　文　献

1. Inami T，Kataoka M，Shimura N，Ishiguro H，Yanagisawa R，Taguchi H，Fukuda K，Yoshino H，Satoh T．Pulmonary edema predictive scoring index（PEPSI），a new index to predict risk of reperfusion pulmonary edema and improvement of hemodynam-ics in percutaneous transluminal pulmonary angio-plasty．JACC Cardiovasc Interv．2013，6：725-36．

2. Riedel M，Stanek V，Widimsky J，Prerovsky I．Longterm follow-up of patients with pulmo-nary thromboembolism．Late prognosis and evolution of hemodynamic and respiratory data．Chest．1982，81：151-8．

3. Lewczuk J，Piszko P，Jagas J，Porada A，Wojciak S，Sobkowicz B，Wrabec K．Prognostic factors in medi-cally treated patients with chronic pulmonary embo-lism．Chest．2001，119：818-23．

4. Jamieson SW，Kapelanski DP，Sakakibara N，Manecke GR，Thistlethwaite PA，Kerr

KM, Channick RN, Fedullo PF, Auger WR. Pulmonary endarterectomy: experience and lessons learned in 1, 500 cases. Ann Thorac Surg. 2003, 76: 1457-62. discussion 1462-4

5. Konstantinides SV, Meyer G, Becattini C, Bueno H, Geersing GJ, Harjola VP, Huisman MV, Humbert M, Jennings CS, Jimenez D, Kucher N, Lang IM, Lankeit M, Lorusso R, Mazzolai L, Meneveau N, Ni Ainle F, Prandoni P, Pruszczyk P, Righini M, Torbicki A, Van Belle E, Zamorano JL. 2019 ESC guidelines for the diagnosis and management of acute pulmo-nary embolism developed in collaboration with the European Respiratory Society (ERS). Eur Heart J. 2020, 41: 543-603.

6. Zhang L, Bai Y, Yan P, He T, Liu B, Wu S, Qian Z, Li C, Cao Y, Zhang M. Balloon pulmonary angio-plasty vs. pulmonary endarterectomy in patients with chronic thromboembolic pulmonary hypertension: a systematic review and meta-analysis. Heart Fail Rev. 2021, 26: 4.

7. Siennicka A, Darocha S, Banaszkiewicz M, Kedzierski P, Dobosiewicz A, Blaszczak P, Peregud-Pogorzelska M, Kasprzak JD, Tomaszewski M, Mroczek E, Zieba B, Karasek D, Ptaszynska-Kopczynska K, Mizia-Stec K, Mularek-Kubzdela T, Doboszynska A, Lewicka E, Ruchala M, Lewandowski M, Lukasik S, Chrzanowski L, Zielinski D, Torbicki A, Kurzyna M. Treatment of chronic thromboembolic pulmonary hypertension in a multidisciplinary team. Ther Adv Respir Dis. 2019, 13: 1753466619891529.

8. Aoki T, Sugimura K, Tatebe S, Miura M, Yamamoto S, Yaoita N, Suzuki H, Sato H, Kozu K, Konno R, Miyata S, Nochioka K, Satoh K, Shimokawa H. Comprehensive evaluation of the effectiveness and safety of balloon pulmonary angioplasty for inoper-able chronic thrombo-embolic pulmonary hyper-tension: long-term effects and procedure-related complications. Eur Heart J. 2017, 38: 3152-9.

9. Taniguchi Y, Jais X, Jevnikar M, Boucly A, Weatherald J, Brenot P, Planche O, Parent F, Savale L, Fadel E, Montani D, Humbert M, Sitbon O, Simonneau G. Predictors of survival in patients with not-operated chronic thromboembolic pul-monary hypertension. J Heart Lung Transplant. 2019, 38: 833-42.

10. Mizoguchi H, Ogawa A, Munemasa M, Mikouchi H, Ito H, Matsubara H. Refined balloon pulmonary angioplasty for inoperable patients with chronic thromboembolic pulmonary hypertension. Circ Cardiovasc Interv. 2012, 5: 748-55.

11. Sugimura K, Fukumoto Y, Satoh K, Nochioka K, Miura Y, Aoki T, Tatebe S, Miyamichi-Yamamo S Shimokawa H. Percutaneous transluminal pulmonary angioplasty markedly improves pulmonary hemo-dynamics and long-term prognosis in patients with chronic thromboembolic pulmonary hypertension. Circ J. 2012, 76: 485-8.

12. Brenot P, Jais X, Taniguchi Y, Garcia Alonso C, Gerardin B, Mussot S, Mercier O, Fabre D, Parent F, Jevnikar M, Montani D, Savale L, Sitbon O, Fadel E, Humbert M, Simonneau G. French experience of balloon pulmonary angioplasty for chronic throm-boembolic pulmonary hypertension. Eur Respir J. 2019, 53: 5.

13. Inami T, Kataoka M, Yanagisawa R, Ishiguro H, Shimura N, Fukuda K, Yoshino H, Satoh T. Long-term outcomes after percutaneous transluminal pulmonary angioplasty for chronic thromboembolic pulmonary hypertension. Circulation. 2016, 134: 2030-2.

14. Jansa P, Heller S, Svoboda M, Pad'our M, Ambroz D, Dytrych V, Siranec M, Kovarnik T, Felsoci M, Hutyra M, Linhart A, Lindner J, Aschermann M. Balloon pul-monary angioplasty in patients with chronic thrombo-embolic pulmonary hypertension: impact on clinical and hemodynamic parameters, quality of life and risk profile. J Clin Med. 2020, 9: 1.

15. Hoole SP, Coghlan JG, Cannon JE, Taboada D, Toshner M, Sheares K, Fletcher AJ, Martinez G, Ruggiero A, Screaton N, Jenkins D, Pepke-Zaba J. Balloon pulmonary angioplasty for inoperable chronic thromboembolic pulmonary hypertension: the UK experience. Open Heart. 2020, 7: e001144.

16. Ogawa A, Satoh T, Fukuda T, Sugimura K, Fukumoto Y, Emoto N, Yamada N, Yao A, Ando M, Ogino H, Tanabe N, Tsujino I, Hanaoka M, Minatoya K, Ito H, Matsubara H. Balloon pulmonary angioplasty for chronic thromboembolic pulmonary hypertension: results of a multicenter registry. circ cardiovasc qual outcomes. Circulation. 2017, 10: 11.

17. Olsson KM, Wiedenroth CB, Kamp JC, Breithecker A, Fuge J, Krombach GA, Haas M, Hamm C, Kramm T, Guth S, Ghofrani HA, Hinrichs JB, Cebotari S, Meyer K, Hoeper MM, Mayer E, Liebetrau C, Meyer BC. Balloon pulmonary angioplasty for inoperable patients with chronic thromboembolic pulmonary hypertension: the initial German experience. Eur Respir J. 2017, 49: 5.

18. Mayer E, Jenkins D, Lindner J, D'Armini A, Kloek J, Meyns B, Ilkjaer LB, Klepetko W, Delcroix M, Lang I, Pepke-Zaba J, Simonneau G, Dartevelle P. Surgical management and outcome of patients with chronic thromboembolic pulmonary hypertension: results from an international prospective registry. J Thorac Cardiovasc Surg. 2011, 141: 702-10.

19. Cannon JE, Su L, Kiely DG, Page K, Toshner M, Swietlik E, Treacy C, Ponnaberanam A, Condliffe R, Sheares K, Taboada D, Dunning J, Tsui S, Ng C, Gopalan D, Screaton N, Elliot C, Gibbs S, Howard L, Corris P, Lordan J, Johnson M, Peacock A, MacKenzie-Ross R, Schreiber B, Coghlan G, Dimopoulos K, Wort SJ, Gaine S, Moledina S, Jenkins DP, Pepke-Zaba J. Dynamic risk stratification of patient long-term outcome after pulmonary endar-terectomy: results from the United Kingdom National Cohort. Circulation. 2016, 133: 1761-71.

20. Kataoka M, Inami T, Kawakami T, Fukuda K, Satoh T. Balloon pulmonary angioplasty (percu-taneous transluminal pulmonary angioplasty) for chronic thromboembolic pulmonary hypertension: a Japanese perspective. JACC Cardiovasc Interv. 2019, 12: 1382-8.

21. Karyofyllis P, Demerouti E, Papadopoulou V, Voudris V, Matsubara H. Balloon pulmonary angioplasty as a treatment in chronic thromboembolic pulmonary hypertension: past, present, and future. Curr Treat Options Cardiovasc Med. 2020, 22: 7.

22. Kataoka M, Inami T, Hayashida K, Shimura N, Ishiguro H, Abe T, Tamura Y, Ando M, Fukuda K, Yoshino H, Satoh T. Percutaneous transluminal pul-monary angioplasty for the treatment of chronic thromboembolic pulmonary hypertension. Circ Cardiovasc Interv. 2012, 5: 756-62.

23. Kikuchi H, Goda A, Takeuchi K, Inami T, Kohno T, Sakata K, Soejima K, Satoh T. Exercise intolerance in chronic thromboembolic pulmonary hypertension after pulmonary angioplasty. Eur Respir J. 2020, 56: 1.

24. Van de Veerdonk MC, Kind T, Marcus JT, Mauritz GJ, Heymans MW, Bogaard HJ, Boonstra A, Marques KM, Westerhof N, Vonk-Noordegraaf A. Progressive right ventricular dysfunction in patients with pulmo-nary arterial hypertension responding to therapy. J Am Coll Cardiol. 2011, 58: 2511-9.

25. Broch K, Murbraech K, Ragnarsson A, Gude E, Andersen R, Fiane AE, Andreassen J, Aakhus S, Andreassen AK. Echocardiographic evidence of right ventricular functional improvement after balloon pulmonary angioplasty in chronic thromboembolic pulmonary hypertension. J Heart Lung Transplant. 2016, 35: 80-6.

26. Kimura M, Kohno T, Kawakami T, Kataoka M, Tsugu T, Akita K, Isobe S, Itabashi Y, Maekawa Y, Murata M, Fukuda K. Midterm effect of balloon pulmonary angioplasty on hemodynamics and subclinical myo-cardial damage in chronic thromboembolic pulmo-nary hypertension. Can J Cardiol. 2017, 33: 463-70.

27. Fukui S, Ogo T, Morita Y, Tsuji A, Tateishi E, Ozaki K, Sanda Y, Fukuda T, Yasuda S, Ogawa H, Nakanishi N. Right ventricular reverse remodelling after balloon pulmonary angioplasty. Eur Respir J. 2014, 43: 1394-402.

28. Roik M, Wretowski D, Labyk A, Kostrubiec M, Irzyk K, Dzikowska-Diduch O, Lichodziejewska B, Ciurzynski M, Kurnicka K, Golebiowski M, Pruszczyk P. Refined balloon pulmonary angioplasty driven by combined assessment of intra-arterial anat-omy and physiology--multimodal approach to treated lesions in patients with non-operable distal chronic thromboembolic pulmonary hypertension--Tech-nique, safety and efficacy of 50 consecutive angio-plasties. Int J Cardiol. 2016, 203: 228-35.

29. Feinstein JA, Goldhaber SZ, Lock JE, Ferndandes SM, Landzberg MJ. Balloon pulmonary angioplasty for treatment of chronic thromboembolic pulmonary hypertension. Circulation. 2001, 103: 10-3.

30. Hosokawa K, Abe K, Oi K, Mukai Y, Hirooka Y, Sunagawa K. Balloon pulmonary angioplasty-related complications and therapeutic strategy in patients with chronic thromboembolic pulmonary hyperten-sion. Int J Cardiol. 2015, 197: 224-6.

31. Delcroix M, Torbicki A, Gopalan D, Sitbon O, Klok FA, Lang I, Jenkins D, Kim NH, Humbert M, Jais X, Noordegraaf AV, Pepke-Zaba J, Brenot P, Dorfmuller P, Fadel E, Ghofrani HA, Hoeper MM, Jansa P, Madani M, Matsubara H, Ogo T, Grunig E, D'Armini A, Galie N, Meyer B, Corkery P, Meszaros G, Mayer E, Simonneau G. ERS statement on chronic throm-boembolic pulmonary hypertension. Eur

Respir J. 2020, 57: 6.

32. Shinkura Y, Nakayama K, Yanaka K, Kinutani H, Tamada N, Tsuboi Y, Satomi-Kobayashi S, Otake H, Shinke T, Emoto N, Hirata KI. Extensive revasculari-sation by balloon pulmonary angioplasty for chronic thromboembolic pulmonary hypertension beyond haemodynamic normalisation. EuroIntervention. 2018, 13: 2060-8.

33. Mehran R, Rao SV, Bhatt DL, Gibson CM, Caixeta A, Eikelboom J, Kaul S, Wiviott SD, Menon V, Nikolsky E, Serebruany V, Valgimigli M, Vranckx P, Taggart D, Sabik JF, Cutlip DE, Krucoff MW, Ohman EM, Steg PG, White H. Standardized bleeding definitions for cardiovascular clinical trials: a consensus report from the bleeding academic research consortium. Circulation. 2011, 123: 2736-47.

34. Inami T, Kataoka M, Shimura N, Ishiguro H, Yanagisawa R, Kawakami T, Fukuda K, Yoshino H, Satoh T. Incidence, avoidance, and manage-ment of pulmonary artery injuries in percutaneous transluminal pulmonary angioplasty. Int J Cardiol. 2015, 201: 35-7.

35. Magon W, Stepniewski J, Waligora M, Jonas K, Przybylski R, Sikorska M, Podolec P, Kopec G. Virtual histology to evaluate mechanisms of pulmonary artery lumen enlargement in response to balloon pulmonary angioplasty in chronic thromboembolic pulmonary hypertension. J Clin Med. 2020, 9: 1.

36. Inami T, Kataoka M, Shimura N, Ishiguro H, Yanagisawa R, Fukuda K, Yoshino H, Satoh T. Pressure-wire-guided percutaneous transluminal pulmonary angioplasty: a breakthrough in catheter-interventional therapy for chronic thromboembolic pulmonary hypertension. JACC Cardiovasc Interv. 2014, 7: 1297-306.

第11章　慢性血栓栓塞性肺动脉高压球囊肺血管成形术并发症的处理

11.1 引言

球囊肺血管成形术（BPA）在30多年前被引入，成为无法手术的慢性血栓栓塞性肺动脉高压（CTEPH）的一种潜在治疗方法，但由于严重并发症的高发生率，其采用率仍然很低。据全球CTEPH中心报道，自2012年以来，用于进行BPA治疗的技术和设备已经经历了多次改进，具有良好的临床结局和安全性。在这里，我们回顾了BPA的历史、并发症及其临床管理。

11.2 既往的BPA并发症

最早描述治疗肺栓塞所致肺动脉高压的球囊成形术是在1986年，手术使用直径8mm的球囊扩张左肺外侧动脉基底段带状狭窄。术后患者主诉咳痰，术后24小时胸部X线片图像显示左肺外侧基底段肺水肿。术后36小时，患者主诉持续咳嗽并伴有少量血性痰，查体可闻及左下肺啰音。这种并发症最终被认为是再灌注肺水肿（RPE）引起的，类似于先前报道的血栓内膜剥脱术后发生的情况。

早在2001年，共接受47次BPA治疗的18名CTEPH患者的系列病例就描述了使用软头0.035in导丝穿过远端狭窄和闭塞肺动脉的过程。对血管狭窄进行的初始扩张是使用3～6mm球囊完成的。4次术中并发症，包括1例右下叶动脉因硬导丝而穿孔（占手术患者的2%）和3例股动脉假性动脉瘤。18名患者中有11名出现RPE，定义为影像学显示的扩张段不透明和恶化的低氧血症（占61%，4例发生在BPA期间，7例发生在BPA术后48小时内）。3名RPE患者需要机械通气（占患者总数的17%）。1名患者在所有扩张区域出现肺水肿，并在BPA术后7天死于右心衰竭（占患者总数的6%）。从这些观察到的结果中汲取的经验包括：柔性导丝优于硬导丝的安全性和有效性、全身动脉插管的可分配性以及BPA应该分为多次手术进行。

11.3 BPA演变与当代BPA并发症

2012年，随着日本一组多项研究的发表，用于治疗CTEPH的BPA再次出现。在这些报道中，每份报道研究了12～68名受试者，术者分享了他们在将较小直径的1.5mm及2mm球囊、更细的0.014in导丝和血管内成像引导纳入BPA治疗方案时的观察结果。报道的并发症发生率，包括RPE（60%～68%）、咯血（50%）、导丝穿孔（3%）、正压通气（7%）、机械通气（3%～6%）、经皮心肺支持（3%）和12个月的死亡率（0～3%），揭示了与早期经验相比已经改善的部分。

在这些最初的开创性的努力之后，全球范围内报道的其他BPA手术进一步使用更小口径的0.014in导丝和直径小至2mm的球囊。来自挪威的报道显示（$n=20$），并发症包括7例RPE（占总手术次数的10%）和2例死亡（占10%，1名死于急性右心室衰竭，1名死于急性肺栓塞）。来自德国的报道称（$n=56,266$例手术），发生了25例手术相关的并发症（占患者人数的32%，总手术次数的9.4%）。这些手术并发症大部分是由肺血管损伤引起的，包括无出血的动脉夹层（0.8%）、无咯血的动脉出血（1.1%）和咯血（5.6%），RPE发生率很低（0.8%）。加州大学圣地亚哥分校一项最新的注册登记研究（$n=95$，402次手术）分别报道了1.5%和8%的手术无症状性肺血管损伤和无并发症咯血。RPE、机械通气或死亡的发生率为0。

迄今为止报道的最大的BPA队列研究（$n=308$，共1408例手术），纳入了日本来自多个BPA中心的患者。与2012年日本最初的结果相比，此次研究整体手术并发症发生率有所改善（36.3%），包括咯血（14.0%）、血管造影肺动脉穿孔（2.9%）、夹层（0.4%）和破裂（0.1%）。在该队列中很少观察到严重并发症，包括机械通气（5.5%）、ECMO（2.9%）、弹簧圈栓塞（1.6%）和覆膜支架（1.0%）。初始BPA治疗后12个月的死亡率为3.2%。值得注意的是，因为被认为是与手术相关的肺血管损伤的结果，2012年最初报道的再灌注肺水肿的发生在现代研究中被更具体的并发症类型取代。在胸部X线片或CT中观察到BPA术后肺部局部浸润后，报道了更多现代研究中发现的肺损伤。CT中观察到的血管对比剂外渗导致BPA相关血管损伤也被认为是肺损伤的主要原因，而以前这些可能被归为RPE。

11.4 BPA术中并发症的管理

BPA术中最常见的并发症是肺动脉损伤（9.4% ～ 17.8%），有时会导致咯血（5.6% ～ 14.0%）或明显的肺动脉夹层（0.4%）和破裂（0.1%）。肺动脉损伤的已知原因包括远端导丝穿孔、球囊过度扩张和高压对比剂注射。其他罕见的术中并发症包括通路部位血管损伤、急性肾损伤或对对比剂、中度镇静药和局部麻醉药产生严重不良反应。肺动脉损伤的管理有三个主要目标：治疗血管损伤、支持呼吸功能、避免心肺衰竭。

治疗血管损伤：肺动脉损伤，通常在患者咳嗽、咯血和对比剂外渗的情况下观察到，常被认为与肺实质的医源性出血有关（图11.1）。最初是通过立即对受伤血管进行球囊填塞（表11.1）以及确定受伤原因来处理。在远端导丝穿孔的情况下，将导丝小心地重新定位回安全位置。当发生球囊过度扩张时，注意不要在球囊填塞期间再次损伤血管，例如通过使用低压充气和优化球囊在血管段内的位置。出于谨慎，在初始管理期间应当停止额外的全身抗凝。对于初步治疗后仍持续的出血，可以采用重复延长球囊填塞和全身抗凝逆转（图11.2）。正因如此，普通肝素通常用于全身抗凝，并且在BPA手术期间，应将低活化凝血时间范围控制在200 ～ 250秒。肝素抗凝作用的逆转通常通过静脉注射硫酸鱼精蛋白来实现，剂量为每使用100单位肝素对应1mg鱼精蛋白（最大推荐剂量为50mg），并以每分钟不超过5mg的速度缓慢输注。对于抗凝的部分逆转，可以根据需要以逐步方式施用多次较低剂量的鱼精蛋白。在严重的持续性肺出血病例中，使用经导管弹簧圈栓塞、覆盖支架植入和/或将明胶或脂肪注射到目标血管中的救助治疗手段已被描述。在极端情况下可能需要紧急手术，包括胸管插入、血肿清除和/或肺叶切除术，以最终控制出血（图 11.3 ）。

表 11.1　BPA期间肺动脉穿孔/破裂的处理

1. 立即对受损肺动脉进行球囊填塞
2. 氧合支持包括口咽抽吸、补充氧气、无创正压通气（呼吸衰竭时的机械通气和ECMO）
3. 停止/逆转抗凝
4. 必要时重复长时间的球囊填塞
5. 对于持续性肺出血，考虑紧急经导管弹簧圈栓塞、覆膜支架植入和/或明胶/脂肪注射

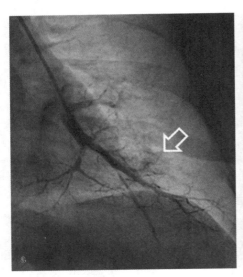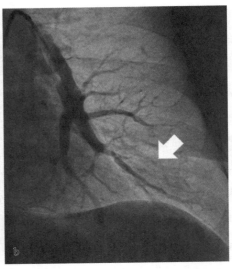

图 11.1　患者出现咳嗽后左侧A9段（a）的选择性血管造影显示远端导丝穿孔导致的对比剂外渗（空心箭头）。在导丝重新定位和全身抗凝逆转后重复血管造影，无须额外的球囊填塞（b）显示对比剂外渗停止（实心箭头）。

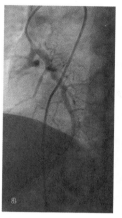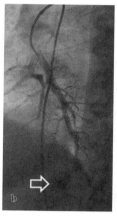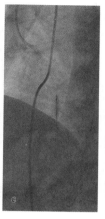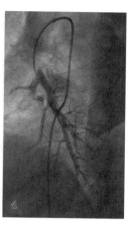

图11.2　一根导丝和2mm顺应性球囊位于右下叶A10远端分支（a）。BPA术后立即出现患者咳嗽和咯血，随后重复血管造影（b）显示远端血管对比剂外渗（箭头所示）。肺血管损伤的治疗包括逐步逆转全身抗凝、导丝重新定位和使用3mm顺应性球囊重复延长球囊填塞（c）。最终血管造影显示对比剂外渗停止（d）并达到临床止血。

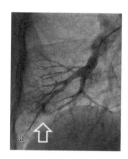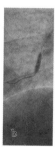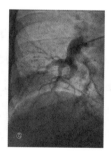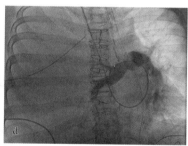

图11.3　在节段性肺血管造影（箭头所示）上观察到右下叶分支的远端导丝穿孔导致对比剂外渗（a）。系统性抗凝完全逆转，重复延长球囊填塞（b），血管造影显示已经实现明显止血（c）。BPA术后观察期间的隐匿性肺出血导致右侧大血胸，并发右肺塌陷和纵隔的明显占位（d），治疗采用气管插管、胸管插入、体外膜肺氧合支持和手术。

　　支持呼吸功能：急性发作的咳嗽、咯血和血管造影显示的对比剂外渗是BPA手术期间肺动脉损伤的征兆。当这些体征出现时，应当小心处理并逐步治疗来维持足够的呼吸功能。通过鼻插管进行初始补充氧合是有帮助的，同时需要监测血痰。在此期间表现出优先口呼吸的患者也可以通过面罩氧合和口咽抽吸来支持。尽管采取了这些初步措施，但对于仍不理想的血氧状况，可能需要通过面罩或高流量鼻导管给予高浓度的氧气。除了给予高浓度氧气外，表现出更大程度的血管损伤和肺部后遗症的患者可能需要接受无创气道正压通气支持。先前已经描述了使用利尿剂和吸入一氧化氮疗法来治疗再灌注性肺水肿，但其在改善肺出血引起的氧合问题方面的效用尚不明确。BPA期间出现严重肺血管损伤和呼吸系统并发症的患者很少需要气管插管或机械通气支持，以维持足够的呼吸功能并促进对并发血管和/或血流动力学异常的持续管理。

心肺衰竭的管理：接受BPA治疗的CTEPH患者由于通气-灌注不匹配和频繁需要持续补充氧疗而导致肺储备功能受损。由于长期肺动脉高压和右心室功能不全，这些患者的心脏储备也可能受损。在BPA期间出现严重肺血管损伤和肺出血的情况下，患者的呼吸功能可能会进一步受损，导致严重的低氧血症，心功能进一步降低，并开始心肺和多器官衰竭的恶性循环。这个过程可以解释BPA治疗后发生的显著肺水肿与多份BPA报道中描述的患者死亡率之间的联系。Feinstein等人描述了一名患者在所有扩张区域出现节段性肺水肿，之后接受机械通气支持和吸入一氧化氮治疗，随后出现右心衰竭，并在BPA后1周死亡。Mizoguchi等人描述了一名患有严重再灌注肺损伤的患者，尽管接受了经皮心肺支持治疗，患者最终仍然死亡。此外，他们还观察到，通过胸部CT成像确定的仅有轻度肺损伤的患者是不需要气管内插管的。Kataoka等人描述了一名患有严重BPA后肺水肿的患者，需要机械通气和经皮心肺支持。Olsson等人描述了由于右下叶动脉导丝穿孔导致的致命性肺出血事件，最终导致右侧大面积血胸、呼吸窘迫和无法稳定的休克状态。Andreassen等人描述了一名患者在初次BPA治疗后2小时死亡，且尸检认为死亡与BPA相关的肺水肿和右心衰竭有关。最后，日本的一项多中心注册登记研究认为BPA术后死亡的两大主要原因是与CTEPH相关的严重右心衰竭以及多器官衰竭。

根据这些经验，来自不同BPA中心的术者提供了各种策略来避免严重的并发症和死亡。考虑到所有治疗节段中都可能出现并发症，Voorberg等人建议在一次疗程中扩张较少的节段。Feinstein等人建议在干预期间使用柔性导丝而不是硬导丝，这样具有更高的安全性和有效性，并且BPA应该在多个单独的步骤中分阶段进行。此外，应在进行BPA之前预测严重再灌注肺水肿的可能性，特别是在患者基线平均肺动脉压力＞35mmHg时。Mizoguchi等人支持使用0.014in导丝和低剖面球囊导管来降低血管穿孔的风险，并在最初BPA治疗时处理更少的血管（如在更少的叶中处理更少的血管），以减少肺内有灌注肺水肿风险的区域。类似地，Andreassen等人支持进行多次较短的手术，每次手术期间进行有限数量血管的扩张。Sugimura等人将不太严重的并发症的发生归因于使用球囊的直径较小以及每次手术治疗的肺叶较少。Mizoguchi等人和Sugimura等人还描述了血管内超声和光学相干断层扫描的辅助使用。其他降低肺动脉穿孔风险的建议措施包括正确的导丝定位、指节导丝技术以及谨慎治疗闭塞肺动脉段。

尽管有上述优化BPA技术和避免严重并发症的策略，针对严重肺血管损伤的管理应旨在充分支持呼吸和循环功能。如果可能的话，应实现如前所述的立即控制出血。如果一线非侵入性治疗，即正压通气不能抑制肺出血或保持足够的氧合，则应迅速进行机械插管。在单侧气道大量出血和大量咯血的情况下，可能需要向受损肺一侧侧卧以及对对侧肺进行支气管插管。在胸膜腔内大量出血和出现张力性血胸的情况下，应进行紧急胸管插入、中心静脉导管插入、液体复苏和输血。体外膜肺氧合（ECMO）对持续呼吸和循环衰竭的额外支持可用于抢救和稳定患者。在这些极端情况下，ECMO可作为紧急手术和非手术干预治疗顽固性出血以及心肺功能恢复的桥梁。

11.5　总结

现如今，BPA及其并发症管理水平的提高得益于相关技术和设备的不断改进、对肺损伤机制的更深入了解以及应对并发症的多种治疗手段。目前能够有序采用措施来终止出血、支持呼吸功能，并在并发症发生时避免心肺衰竭。BPA在全球范围内的应用、成功治疗、并发症的报道以及共享学习都有助于改善患者的治疗效果并降低并发症的发生率。

（译者　赵　青）

参 考 文 献

1. Voorburg JA，Cats VM，Buis B，Bruschke AV．Balloon angioplasty in the treatment of

pulmonary hyper-tension caused by pulmonary embolism. Chest. 1988, 94: 1249-53.

2. Feinstein JA, Goldhaber SZ, Lock JE, Ferndandes SM, Landzberg MJ. Balloon pulmonary angioplasty for treatment of chronic thromboembolic pulmonary hypertension. Circulation. 2001, 103: 10-3.

3. Sugimura K, Fukumoto Y, Satoh K, et al. Percutaneous transluminal pulmonary angioplasty markedly improves pulmonary hemodynamics and long-term prognosis in patients with chronic thromboembolic pulmonary hypertension. Circ J. 2012, 76: 485-8.

4. Kataoka M, Inami T, Hayashida K, et al. Percutaneous transluminal pulmonary angioplasty for the treatment of chronic thromboembolic pulmonary hypertension. Circ Cardiovasc Interv. 2012, 5: 756-62.

5. Mizoguchi H, Ogawa A, Munemasa M, Mikouchi H, Ito H, Matsubara H. Refined balloon pulmonary angioplasty for inoperable patients with chronic thromboembolic pulmonary hypertension. Circ Cardiovasc Interv. 2012, 5: 748-55.

6. Andreassen AK, Ragnarsson A, Gude E, Geiran O, Andersen R. Balloon pulmonary angioplasty in patients with inoperable chronic thromboembolic pul-monary hypertension. Heart. 2013, 99: 1415-20.

7. Olsson KM, Wiedenroth CB, Kamp JC, et al. Balloon pulmonary angioplasty for inoperable patients with chronic thromboembolic pulmonary hyperten-sion: the initial German experience. Eur Respir J. 2017, 49: 1602409.

8. Mahmud E, Patel M, Ang L, Poch D. Advances in bal-loon pulmonary angioplasty for chronic thromboem-bolic pulmonary hypertension. Pulm Circ. 2021, 11: 2.

9. Ogawa A, Satoh T, Fukuda T, Sugimura K, Fukumoto Y, Emoto N, Yamada N, Yao A, Ando M, Ogino H, Tanabe N, Tsujino I, Hanaoka M, Minatoya K, Ito J, Matsubara H. Balloon pulmonary angioplasty for chronic thromboembolic pulmonary hypertension: results of a multicenter registry. Circ Cardiovasc Qual Outcomes. 2017, 10: e004029. https://doi.org/10.1161/CIRCOUTCOMES.117.004029.

10. Ejiri K, Ogawa A, Matsubara H. Bail-out technique for pulmonary artery rupture with a covered stent in balloon pulmonary angioplasty for chronic thrombo-embolic pulmonary hypertension. JACC Cardiovasc Interv. 2015, 8: 752-3.

11. "Protamine sulfate—drug summary." PDR. net. Prescriber's digital reference, 16 May, 2021.

12. Baker CM, McGowan FX Jr, Keane JF, Lock JE. Pulmonary artery trauma due to balloon dilation: recognition, avoidance, and management. J Am Coll Cardiol. 2000, 36: 1684-90.

13. Tajima H, Murata S, Kumazaki T, Abe Y, TakanoT. Pulmonary artery perforation repair during throm-bectomy using microcoil embolization. CardiovascIntervent Radiol. 2006, 29: 155-6.

14. Mahmud E, Madani MM, Kim NH, Poch D, AngL, Behnamfar O, Patel MP, Auger WR. Chronicthromboembolic pulmonary hypertension: evolvingtherapeutic approaches for

operative and inoperativedisease. J Am Coll Cardiol. 2018，71：2468-86.

15. Hosokawa K，Abe K，Oi K，Mukai Y，Hirooka Y，Sunagawa K. Balloon pulmonary angioplasty-relatedcomplications and therapeutic strategy in patientswith chronic thromboembolic pulmonary hyperten-sion. Int J Cardil. 2015，197：224-6.

第12章　球囊肺血管成形术治疗慢性血栓栓塞性肺动脉高压：展望未来

12.1　引言

本章我们将讨论应用球囊肺血管成形术（BPA）治疗慢性血栓栓塞性肺动脉高压（CTEPH）患者的未来前景。我们将简要介绍该新兴术式出现以来的技术进展，包括辅助成像技术的最新发展，利用前沿的冠状动脉技术治疗慢性完全闭塞性病变，以及已报道的肺动脉内膜剥脱术联合球囊肺血管成形术的杂交治疗（PEA-BPA）术式。鉴于BPA在亚洲、北美和欧洲各大CTEPH治疗中心的迅速普及，我们将重点讨论对CTEPH患者的评估和随访方法以及各大CTEPH治疗中心在治疗策略上，对于肺动脉内膜剥脱术（PEA）、BPA、药物治疗，或组合方案的选择。然后，我们将探讨目前的学术前沿，与BPA相关的随机对照临床试验（RCT）。最后，我们将聚焦BPA治疗的长期有效性和安全性问题。而目前仍然缺乏BPA治疗对CTEPH患者肺血流动力学、心功能分级和生活质量的长期影响相关的数据。

12.2　当前技术、局限性和新兴技术

现代技术简史：为了进一步了解BPA技术的现状，我们将简要讨论BPA迄今为止的历史，重点关注多年来该技术的变化。由于这些内容已经在前面的章节中详细阐述了，下面将仅作简要介绍。有关更完整的BPA历史、技术进展和相关的临床结局，请参阅第5、第6、第7章。

2001年Feinstein等人报道了第一个BPA系列手术，描述了18例接受BPA治疗的CTEPH患者。Feinstein等人使用了高尖端负荷线，球囊大小达到目

标血管直径的100%，每个患者的疗程相对较短，且在一个疗程中可以治疗多达4个肺叶。虽然术后患者在平均肺动脉压力（mPAP）、6分钟步行距离（6MWD）和NYHA心功能分级方面可以得到显著的改善，但他们的手术相关并发症发生率很高，且死亡率约为5.5%，因此几年间业界基本上放弃了该手术。2012年，Kataoko和后来的Mizoguchi等人报道了他们的BPA改良技术：他们选择较小尺寸的球囊，或在血管内超声下调整球囊大小，每次手术仅涉及单个肺叶且限制单次治疗的病变数量。该改良的BPA技术能让患者在肺血流动力学和生活质量（6MWD，NYHA/WHO FC）方面得到类似的改善，且死亡率较低，但手术相关并发症发生率仍然较高［主要是再灌注肺水肿（RPE）］。此后，日本的研究小组继续改良BPA技术，Inami等人开发了肺水肿预测评分指数（PEPSI），旨在降低BPA相关的RPE和其他损伤的发生率。该技术利用压力线引导来更好地标记肺血流分级。PEPSI是基线肺血管阻力（PVR）和肺血流分级变化之和的乘积，以预测和减少RPE和血管损伤。

过去7年，一些欧洲和美国的CTEPH治疗中心陆续开展BPA治疗，并发表了他们的初步经验。虽然所报道的BPA技术存在明显的异质性，但Feinstein等人应用大球囊一次治疗多个肺叶的技术经验获得了业界广泛的关注。第5章中，Dr. Matsubara等人更详细报道了他们的改良BPA技术：应用长鞘/引导导管系统进入目标肺动脉和节段血管系统，通过选择性肺血管造影识别并标记目标病变的血管，通常以低尖端负荷0.014in导丝紧接着一个小直径单轨球囊（通常为2mm×20mm）进行初始扩张。接下来的步骤（后续扩张术的实施、球囊的大小、每次扩张的血管数量、是否对特定病变进行连续多次扩张）皆因机构和术者而异。大多数施术者会把他们的手术干预限制在一侧肺，并选择多次治疗，以逐步改善肺血流动力学和患者的功能水平。同时，为防止BPA相关的并发症发生，术后24～48小时内需要对患者进行密切监测。多年来BPA技术不断改良革新，与之相关的并发症也有所减少。

关于影像学方面的进展：尽管一些日本的CTEPH治疗中心自2012年就开始使用IVUS来指导BPA手术，其他中心对BPA血管内成像的利用度和关注度仍旧较低。然而，过去几年，BPA治疗越来越多地应用如血管内和横断面辅助成像等影像学技术。Roik等人发表了一份报道，介绍了结合辅助成像技术和实时血流动力学评估来指导BPA治疗的详尽过程和经验。在9例连续接受BPA手术的患者中，术者使用3D旋转血管造影、光学相干断层扫描（OCT）、IVUS和PEPSI-PWG技术（该技术由Inami等人提出）来指导BPA手术，并且其报道的手术相关并发症发生率较低。这项研究的结果虽然引人注目，但由于其样本量较小且使用了多种辅助成像技术，很难确定其不良事件发生率较低的真正原因。

目前，其他的研究主要从可行性和安全性角度探索新的辅助成像技术，如C臂CT（CACT）和DynaCT处理后软件提供的3D血管造影重建技术结合传统数字减影血管造影（DSA）路线图来更好地指导BPA干预。2019年Maschke等人报道了他们对67例CTEPH患者进行266例BPA手术的经验，他们对肺血管进行选择性CACT 3D渲染同时以半透明形式叠加在实时透视图像上来引导他们的BPA手术操作。

Lin等人在2020年发表了一项关于34例CTEPH患者的175例次BPA手术的回顾性研究，主要比较DynaCT 3D重建技术结合传统的DSA（23例患者）和单独使用DSA（11例患者）来指导BPA的手术效果差异。2D组采用了与上述技术相似的传统BPA技术，3D组对目标病灶进行了选择性DynaCT对比剂增强显像。

通过使用加工后软件和自动跟踪三维图像调整角度的球囊，C臂的角度可以自动根据目标血管的理想视角进行优化，之后再对目标血管进行超选择性血管造影并且3D组BPA手术方式与2D组相同。本报道中最突出的结论是3D组相比于2D组患者和操作者辐射暴露剂量更少，每次手术的时间更短（3.58 hr. vs. 4.49 hr.，$P = 0.002$）每次治疗的病变总数更多（5.83 vs. 3.73，$P = 0.008$）且所用的对比剂剂量更低（225.22ml vs. 292.73ml，$P = 0.013$）。

BPA手术之前公认的术后并发症是RPE，类似地，PEA术后的CTEPH患者也会出现RPE。早期大多数文献都将RPE作为BPA的主要并发症，通常认为RPE是再次灌注后在标准胸片或CT成像下肺叶出现的新浑浊，并伴有缺氧和偶发的咯血。最近，一些研究小组认为BPA手术后出现的RPE与PEA术后的RPE不同，主要是由于远端导丝穿孔、球囊过度扩张或高压对比剂注射导致的肺实质出血。如果进一步的研究继续支持这一假设，大多数手术相关的并发症实际上都是医源性的，那么影像学和BPA技术的不断发展可能会为BPA技术的未来带来巨大的希望。

难治性病变：早期，包括Feinstein、Mizoguchi和Kataoka等人，在BPA手术时通常选择同样的方式来治疗所有病灶。由于当时缺乏BPA手术的相关经验，因此没有对BPA病变进行正式的分类，也没有针对不同病变的手术成功率和并发症发生率的相关数据。2016年，Kawakami等人发表了一种新的BPA病变的血管造影分类（图12.1），随后在文献中被公认为BPA CTEPH病变的标准分类。根据他们的分类，虽然绝大多数CTEPH病变属于A～C型，但手术相关并发症发生率最高的是E型病变（曲折型），其次是C型病变（次全闭塞型）和D型病变（CTO病变）。C型病变与D型病变相比其术后并发症发生率

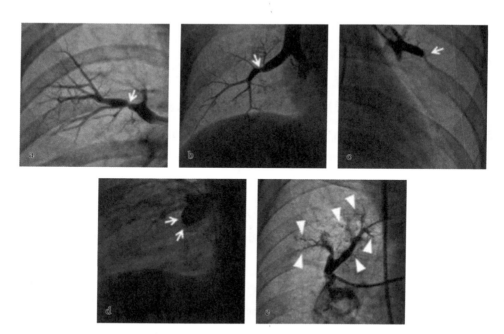

图12.1　慢性血栓栓塞性肺动脉高压病变的五种血管造影分类

注：本图中包含的图像取自Kawakami等人于2016年的原始手稿。a.箭头所指为环状病变。b.箭头所指为网状病变。c.箭头所指为次全闭塞病变。d.箭头所指为完全闭塞病变。e.箭头所指为曲折型病变。

更高主要归因于D型病变的手术失败率更高（C型病变手术失败率：13.5%，D型病变手术失败率：47.8%）。对于能够手术的D型病变，相应地，其手术风险也更高。其中D型和E型病变的术后并发症较高，导致很多术者在实践中逐渐放弃了对这两类病变的治疗。Kurzyna等人在2017年报道了他们在BPA治疗上的转变：从治疗所有类型的BPA病变（包括D型和E型病变）到只治疗环状病变和网状病变（A型和B型病变）。同时他们比较了转变方法前后手术结果的差异。他们发现改良手术方法后患者的手术相关并发症减少，包括咳嗽、咯血（轻度、重度均无差异）以及Inami分级为3、4、5级的再灌注肺损伤。重点是，他们观察到改良手术方法后手术相关的死亡率显著下降（初始队列中死亡例数为3例，改良BPA手术后死亡例数为0例）。

Ikeda等人于2019年发表了关于BPA手术相关并发症独立预测因素的论文，在文中，他们采用的分类方案与以往略有不同，不包括弯曲病变。他们发现，BPA手术相关并发症的独立预测因子是闭塞型病变（Kawakami分类中的D型病变），并强调了治疗这类病变的难度。虽然一些人已经放弃了对这类病变的治疗，但它们的持续存在仍然给接受BPA手术的CTEPH患者带来了隐患，因为这类病变代表了很少或没有灌注的肺部区域。虽然并非每个BPA中心都放弃治疗这类病变，但许多中心在手术操作时都会避开CTO和曲折型病变。另外，很少有治疗组能够完全治愈肺动脉高压（PH），即达到治疗后mPAP＜25mmHg，在这些手术中，操作者倾向于治疗几乎所有的病变，直到达到这个治疗目标。目前，我们没有长期的数据能表明，实现mPAP＜25mmHg是否有临床益处，以及治疗后mPAP＜30mmHg是否足够。然而，如果实现这一治疗终点确有益处，那么可能需要对CTO病变进行安全和可重复的治疗。

相关文献中确有关于治疗CTO病变的先进技术的报道。2016年，Kawakami等人发表了他们利用逆行冠状动脉CTO技术治疗一名61岁CTEPH男性的CTO病变的相关经验。其中，在治疗一例CTO病变后，mPAP实现了从基线到术后的下降（BPA术前与术后对比，35mmHg vs. 28mmHg）。随后，Nagayoshi等人在2017年报道了IVUS引导下的BPA手术并成功治愈了CTO

CTEPH病变。他们对5个CTO病变进行了BPA手术，成功率为80%，且没有明显的手术相关并发症。尽管相关文献较少，但发明一种安全和可重复的BPA手术方法来治疗CTEPH患者的CTO病变仍然是目前的研究重点。

杂交手术：虽然关于杂交手术（BPA作为PEA的辅助治疗）的文献目前较少，但是与有效治疗CTO CTEPH病变的相关文献相比更加可靠。杂交手术适用于存在混合病变的患者（病变位于肺近端和肺远端），存在PEA血流动力学禁忌证的患者，以及PEA后残留或复发PH的患者。目前已经有人报道利用杂交手术治疗以下几类CTEPH患者：存在PEA肺血流动力学禁忌证的患者，一侧病变手术无法触及的患者，以及PEA术后PH残留或复发的更大且更具异质性的CTEPH患者队列。在后一个队列中，从PEA到BPA的时间差异很大，从7.3个月到4.1年不等。因此，该组是杂交手术疗法还是因病情复杂或术者经验不足导致PEA手术失败的挽救疗法，仍然有待讨论。

12.3 CTEPH治疗中心如何对接受BPA手术的患者进行标准化评估、随访和结果报告

随着美国、欧洲和亚洲每年出现新的BPA治疗中心，BPA的规模正在迅速扩大。随着这个发展趋势，手术人员也在继续扩展和改进最新技术，以最大限度地提高临床效益，并尽量减少不良事件和并发症的发生。因此，我们必须将BPA技术的其他各方面标准化，包括术前评估、随访以及结果和并发症的报道，以确保BPA手术在整个领域的一致性和通用性。由于BPA技术仍处于其发展的起步阶段，并且缺乏比较BPA与其他公认的CTEPH治疗方式的前瞻性随机数据，目前只有欧洲心脏病学会（ESC）的Ⅱb级推荐，建议其用于不能手术的CTEPH患者或风险/获益比不佳的患者。同时，对于所有PEA后残留或复发PH或手术无法达到病变部位的CTEPH患者Ⅰ类推荐常规使用鸟苷酸环化酶激活剂、利奥西呱进行药物治疗。Kim等人在第六届世界肺动脉高压CTEPH专题研讨会的进展中进行了更新，建议应考虑BPA和药物治疗同时应用于PEA手术失败或不能接受PEA手术的CTEPH患者，不过这项推荐尚未正式写入指南。

对于接受BPA手术的患者如何进行适当的检查、常规随访、手术相关并发症的分类以及如何对患者的预后和并发症进行标准化报告，目前还没有共识或正式的社会指南。因此，接下来的内容试着提出了标准化的评估和随访方法，以及报告患者预后和并发症的最低标准。这些内容完全是本章作者的观点，以期从此处出发，作为未来可能的指导方针或共识声明的一部分。

检查和随访：所有疑似CTEPH患者均应接受Dr. Palazzini等人在第2章所述的标准化诊断流程。ESC推荐的CTEPH诊断方法如图12.2所示，仅供参考。尽管Kim等人描述的3D动态肺灌注成像MRI和锥体束CT（CBCT）可能分别取代V/Q扫描和DSA，目前这种诊断方法仍然没有大的变化。对于所有接受BPA手术的患者，迄今都没有标准化的术前检查方法和手术间隔期间及之后的随访方法。

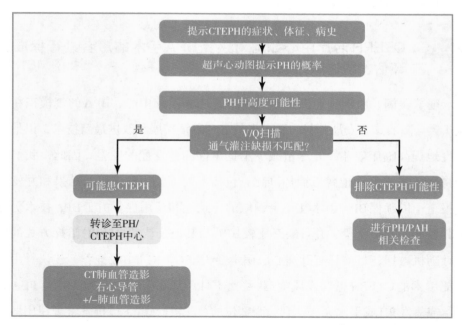

图12.2　2015年ESC/ERS肺动脉高压的诊断和治疗指南中关于慢性血栓栓塞性肺动脉高压的诊断流程

注：CT.计算机断层扫描。CTEPH.慢性血栓栓塞性肺动脉高压。PAH.动脉型肺动脉高压。PH.肺动脉高压。V/Q.通气/灌注。

[a]CT单独的肺血管造影可能会漏诊慢性血栓栓塞性肺动脉高压。

来自Eur Respir J. 2015；46（4）：903-975。

　　图12.3描述了我们提出的BPA术前检查和BPA手术间隔期间及之后的随访方法。诊断CTEPH患者，除了要进行标准的检查，包括TTE、V/Q扫描、CTPA、RHC和DSA、我们还建议所有患者在BPA手术前接受6分钟步行测试（6MWT）、心功能分级评估（NYHA或WHO分类）、血清N端前脑型利钠肽（NT-proBNP）水平的检查。6MWT的检查长期以来一直被用作PAH靶向药物研究的主要终点。利奥西呱治疗CTEPH患者的药物临床试验CHEST-1和CHEST-2均是采用6MWT作为主要终点，且最终利奥西呱的上市取得了FDA的批准许可。6MWT的不良表现与PAH患者预后较差相关。大多数CTEPH

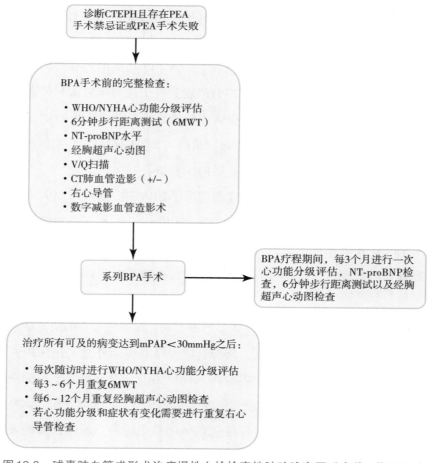

图12.3　球囊肺血管成形术治疗慢性血栓栓塞性肺动脉高压手术前、期间及术后的标准检查流程

患者最终死于PH持续进展和右心衰竭，因此在整个BPA疗程中，我们应对CTEPH患者进行常规评估，以促进其PH的改善或治愈。目前对于6MWT和心功能分级的检查和报告时间点是在BPA疗程中还是在BPA疗程完成后，尚无定论。鉴于这两种检查的低成本和便捷性以及它们对于预后评估的效用，我们建议在每次BPA疗程之间和BPA治疗结束后定期（6～12个月）对患者进行6MWT和心功能分级的复查。

此外，我们建议在BPA完成后常规进行TTE检查。由于右心衰竭仍然是CTEPH患者死亡的头号原因，因此检查BPA治疗后右心室重构的程度很重要。迄今为止，在BPA相关的文献中，TTE数据是最不一致的。而极少数包含TTE RV参数的论文，其结果具有重要意义。其中几组报道了TTE上各种右心室参数的显著改善，包括右心室中段横径、三尖瓣环收缩期位移（TAPSE）、右心室舒张期面积和右心室面积变化率（FAC）。从TTE结果的差异我们发现有一个问题值得进一步研究，即老年CTEPH患者是否无法与年轻队列的右心室重构特征一致。同时，CTEPH患者在BPA术后是否需要常规接受RHC血流动力学评估，这一点仍需进一步研究和探讨。目前大多数中心只对心功能恶化或者有右心衰竭迹象的CTEPH患者进行重复RHC检查。

迄今为止，几乎所有的BPA研究都使用了BPA前、期间和BPA术后的一系列测试来表征与BPA相关的血流动力学和功能变化。小部分用新技术或辅助技术来改良BPA操作的研究者并没有报告这些参数，这使得他们的研究结果很难解释和再现。因此，标准化报告相应检查数据对于BPA相关研究非常重要。

标准化报告结果和不良事件：如上所述，缺乏标准化报告的研究结果导致BPA相关的数据存在显著异质性。同时，研究结果很难外推，并且BPA治疗中辅助技术的实际效用缺乏明确的阐释。目前，由于缺乏该领域的前瞻性随机数据，尚不清楚哪些研究终点真正与临床实际情况相关。因此，我们需要进行专门的研究来解决这些问题，以标准化BPA的结果报告。虽然目前尚未完全定义与BPA有效性相关的临床终点，但仍需要对评估BPA安全性的不良事件和手术相关并发症的报告进行标准化。

目前大部分BPA手术最常见的手术并发症主要是肺损伤，2001年在Feinstein的报道中，多达61%的患者出现了该并发症。随着时间的推移和技术的更新，BPA手术相关并发症发生率逐步下降。最近两项研究BPA有效性和安全性的meta分析发现，RPE的累积发生率为12.9%～28.6%，同时伴随导丝相关损伤的发生率为5.3%～5.6%。同时，BPA手术的短期累积死亡率（＜30天）为1.9%，长期累积死亡率（＞30天）为5.7%。正如我们在本章前半部分讨论的一样，近年来关于BPA肺损伤病因的流行病学理论已经转向医源性导丝损伤、球囊过度扩张或高压对比剂注射，而不是PEA术后的再灌注生理学。2019年Ikeda等人的报道也同样指出：对所有BPA术后的患者进行常规CT扫描后肺损伤主要局限于手术干预局部并包含小面积的实质性浑浊，而不是再灌注损伤生理学预计的由既定血管灌注的整个区域。鉴于对BPA并发症发生机制理解的转变，我们有必要对BPA并发症进行既定的、一致的分类。Inami等人在关于利用PEPSI-PWG方法避免RPE的重要论文中提出了RPE的5级分类。迄今为止，部分作者一直使用这个量表来报道BPA相关的并发症。除此之外，在2019年Kim等人的报道之前，并没有公认的BPA相关并发症的标准化分类。此分类（图12.4）主要依据最新BPA肺损伤的病因学，并根据并发症发生的时间点进行分类。

CTEPH和BPA的专业治疗中心：随着BPA治疗领域的持续发展，相关的研究结果存在显著异质性。目前最关键的是要建立专业的CTEPH治疗中心，以确保CTEPH患者能得到长期有效的持续医疗服务。如上述诊断流程所述，任何疑患CTEPH同时V/Q扫描提示通气灌注不匹配的患者应立即转诊至CTEPH治疗中心。以前认为，一个专业的CTEPH治疗中心应该具备：有丰富经验的PEA外科医生、受过专业CTEPH治疗培训的心胸放射科医生、肺病专家以及具有CTEPH专业知识的心脏病专家。然而，随着BPA治疗的不断普及，目前一个专业的CTEPH治疗中心还需要介入心脏病专家和具备丰富BPA治疗经验的放射科专家。这也同时体现了CTEPH患者可选择的多种治疗方式。

以往认为专业的CTEPH治疗中心需要大量的PEA手术病例，最好每年该中心的外科医生要进行50次以上的PEA手术。而BPA治疗作为不能接受外科

手术期间

　血管损伤#伴或不伴咯血

　　导丝穿孔

　　球囊过度扩张

　　高压对比剂注射

　血管夹层

　对对比剂的过敏反应

　对局部麻醉和镇静剂的不良反应

手术后

　肺部损伤（放射学阴影，伴或不伴咯血，伴或不伴低氧血症）

　肾功能不全

　手术部位潜在损伤

　　图12.4　2019年Kim等人在第六届世界肺动脉高压会议：慢性血栓栓塞性肺动脉高压专题研讨会中提出的BPA相关并发症的分类

　　注：#.血管损伤征象；对比剂外渗，低氧血症，咳嗽，心动过速，肺动脉压力增加；肺损伤原因，血管损伤远远严重于再灌注损伤。

手术的CTEPH患者的替代疗法，逐渐获得了业界的广泛认可和推广。同时目前已有关于该治疗有效性和安全性的充足数据，这就要求BPA手术操作人员具备相应的专业知识和临床经验。

　　我们在文献中看到，随着BPA领域的持续发展，那些病例数量最大的CTEPH治疗中心报道的手术相关并发症发生率和死亡率也最低。由于目前缺乏PEA队列的注册登记数据，很难确定CTEPH BPA治疗中心的年度最低病例负荷量，同时这也是BPA治疗领域发展的一个机会，因为它能体现BPA在CTEPH患者治疗选择中的地位。此外，CTEPH治疗中心应坚持实施严格的BPA治疗管理并确保CTEPH患者有权选择包括药物治疗和PEA在内的多种治疗方案，而不是只能接受次优的BPA治疗。

12.4　未来需要更多的BPA随机对照试验

　　迄今为止，绝大多数关于BPA研究结果和并发症的数据都源于回顾性研究或前瞻性非比较的研究，而这两种研究都有其局限性。尤其在药物治疗方面，BPA对无法外科手术治疗的CTEPH患者和PEA后复发或残留PH的患者持续有效。2019年Wang等人在一项比较利奥西呱与BPA疗法的meta分析中报道，与单独利奥西呱药物治疗相比，BPA治疗后患者的mPAP、PVR、6MWD和心功能分级取得了显著改善。而两项随机对照试验，法国的RACE研究和日本的MR BPA研究的主要研究问题均是比较利奥西呱药物治疗和BPA手术治疗CTEPH患者的有效性。

2016年1月至2019年1月，在法国肺动脉高压网络中心开展了利奥西呱对比球囊肺血管成形术治疗不能外科手术的慢性血栓栓塞性肺动脉高压（RACE）患者的临床研究。该研究招募了105名新诊断为CTEPH的患者，他们经PEA外科医生认证为无法进行手术治疗。本研究的主要终点是第26周随访时CTEPH患者的PVR较基线水平的变化，关键的次要终点为6MWD、WHO FC、NT-proBNP水平和临床恶化时间。该研究于2019年完成，2019年ERS国际大会上公布的初步结果显示，就主要终点而言，BPA治疗优于利奥西呱药物治疗，BPA组PVR较基线减少了60%，而利奥西呱治疗组仅减少了32%。尽管两组间6MWD改善无显著差异，但BPA组有明显优势。BPA组相比于利奥西呱治疗组，更多患者的WHO FC得到了改善（88% *vs.* 49%，$P < 0.001$）。目前这项试验的全部结果尚未公布。

第二项正在进行的随机对照试验，MR BPA研究（UMIN000019549），如RACE研究一样，是一项正在多家日本专业BPA中心进行的多中心前瞻性随机对照试验，以研究BPA对比利奥西呱治疗CTEPH患者的有效性。计划入选不能行PEA手术治疗的CTEPH患者60例（每组30例）。同时，排除既往做过BPA手术、BPA后6个月内做过PEA手术，以及初始RHC后4周内使用过肺血管扩张剂的CTEPH患者。本研究的主要终点是mPAP的变化，次要终点包括6MWD、WHO FC、BNP水平、TTE各项参数的变化，以及医疗保险资源成本的差异。本研究的随访时间（治疗结束后12个月）比RACE研究更长，可以提供随访期间有关血流动力学和心功能分级变化更准确的信息。MR BPA研究和RACE研究的最终结果能帮助我们更好地了解BPA对比利奥西呱治疗

CTEPH患者的有效性。

另一个需要探讨的问题是BPA术后继续使用肺血管扩张剂是否有临床益处。BPA术后的CTEPH患者是否需要继续使用利奥西呱进行药物治疗，尤其是对于BPA术后血流动力学正常的患者是否还需要利奥西呱药物治疗，目前尚无定论。Aoki等人于2020年发表的一项随机开放标签试验旨在回答这个问题。该试验中，CTEPH患者经BPA治疗血流动力学得到改善后（两组mPAP＝25mmHg），被随机分配到利奥西呱组或对照组（无血管扩张剂的常规药物治疗）。经药物治疗6个月后，患者再次接受RHC和心肺运动测试，以评估其肺血流动力学和运动耐力。虽然两组之间的基线血流动力学没有显著差异，但与对照组相比，利奥西呱治疗组运动期间的CO显著增加，PVR显著降低。该研究是对于不能手术的CTEPH患者是否能联合BPA和肺血管扩张剂治疗的首次探索。其中，虽然入选患者的PVR没有实现正常化，但是他们的mPAP降到了正常水平。运动不耐受目前仍然是PH患者的显著特征，而数据显示BPA术后联合利奥西呱药物治疗能显著改善CTEPH患者的运动耐量和肺血流动力学，因此药物治疗应该是长期管理CTEPH患者的一个必要组成部分。然而这个研究问题需要规模更大的多中心、多国家、安慰剂对照试验来进一步地研究探索，以更好地理解BPA术后利奥西呱的治疗作用。

虽然这些研究对于解决BPA治疗的相关问题非常重要，但要充分了解BPA在医学、外科和CTEPH的介入治疗领域中的地位，仍然需要进一步的研究探索。根据目前的指南，对于所有不能手术的CTEPH患者，利奥西呱是一线治疗推荐。因此，目前大多数接受BPA治疗的患者在手术前一段时间也接受利奥西呱药物治疗。一些人认为在BPA手术前进行一段时间的利奥西呱药物治疗可能会优化患者术前的血流动力学，即使不能改善结果，可能也会降低手术相关并发症的发生率。然而，这一点目前仍未得到证实。对治疗前PVR过高的CTEPH患者进行肺血流动力学优化正是目前一项PEA桥接研究（ClinicalTrials.gov识别码：NCT03273257）的主题：PEA术前利奥西呱药物治疗3个月对比PEA术前使用安慰剂的疗效。该项目同时也启示了在BPA中进行类似研究的效用。

随着 BPA 技术的改进，同时专业技术人员不断降低其并发症和死亡率，能接受外科手术治疗的 CTEPH 患者也能选择 BPA 治疗。近端病变通常主要涉及主干动脉、大叶动脉或节段性动脉。而对于专业的 PEA 中心，近端病变是可以手术治疗的。BPA 治疗通常用于处理肺血管段和亚段的病变，特别是那些由于解剖限制（即外周分布的 CTEPH 病变）而不能经外科手术治疗的病变。随着 PEA 技术和经验的进步，专业的 PEA 外科医生也能将他们的动脉内膜剥脱术的范围扩展至肺动脉的节段分支。因此在肺动脉节段水平，BPA 或 PEA 可能都是可行的 CTEPH 治疗方法，而目前还没有对这两种治疗方法进行直接比较的研究。作为目前唯一可能治愈 CTEPH 的疗法，对于可以接受外科手术且没有明显共病的患者，毫无疑问这些患者应该接受 PEA 手术治疗。然而，那些主要病变位于肺动脉节段分支，术前风险高于平均水平或伴有明显共病的患者，他们的手术风险或围手术期及术后并发症发生风险显著增加。对于这部分患者，BPA 治疗也许是更好的选择。日本的一些研究小组，目前已经能够实现 BPA 术后 PH 的完全改善（mPAP < 25mmHg）。最近的一项系统回顾和 meta 分析比较了 BPA、PEA 和药物治疗的安全性和有效性。PEA 治疗组和 BPA 治疗组相比，两组 2 年死亡率没有差异。而 BPA 治疗组在 6MWD、肺血流动力学改善和 WHO FC 方面优于药物治疗组。如果 BPA 治疗也能持续像 PEA 手术一样获得相似的血流动力学改善，那么开展相关的随机对照试验来比较 BPA 和 PEA 治疗主要病变位于肺血管节段分支的 CTEPH 患者的有效性，将有助于更好地定义 BPA 在这部分人群中的效用。

12.5　长期随访数据

由于 BPA 技术过去十年才开始逐步发展，因此相关的文献缺乏长期的随访数据。目前仍没有与术后长期结果相关的文献来直接地比较 BPA 和 PEA 在血流动力学改善、手术安全性和对患者运动能力的长期影响。现有的数据主要反映患者短期和中期的生存状况：日本相关队列研究得出 BPA 术后的 2 年生存率为 98.5% ～ 100%，波兰相关队列研究的 2 年生存率为 94.5%，法国相关队列研究的 3 年生存率为 95.1%。这些数据都与 PEA 手术相关的生存率相当。迄今为止，随访时间最长的数据主要来自Aoki等人的研究：77例接受BPA治疗的CTEPH患者，其术后5年生存率为98.4%。虽然BPA手术的生存数据很重要，但我们也必须考虑其对患者功能水平的影响。因此，我们也要探索BPA对患者血流动力学的影响是否与PEA手术一样具有相当的长期效用。同时，与功能性结果相关的数据将更有助于临床医生合理管理患者，并能有效地预测患者的病情。要想在BPA领域建立类似于PEA领域现存的数据库，成立跨国联盟是一个有效的解决方法。它将有助于共享和汇集相关研究的长期随访数据。而一个BPA相关的中央数据库也将有助于我们进行更稳健的数据分析以将研究结果推广到更广泛的人群。

12.6　结论

过去十年，BPA已经成为CTEPH患者的潜在治疗选择。BPA手术在患者选择、解剖学分析、操作技术和长期随访方面不断改进，其安全性和有效性也不断提升。恰当地利用BPA技术将有助于我们不断改善CTEPH患者的预后。

（译者　胡美曦）

参 考 文 献

1. Feinstein JA，Goldhaber SZ，et al．Balloon pulmonary angioplasty for treatment of chronic thromboembolic pulmonary hypertension．Circulation．2001，103（1）：10-3.

2. Kataoka M，Inami T，et al．Percutaneous transluminal pulmonary angioplasty for the treatment of chronic thromboembolic pulmonary hypertension．Circ Cardiovasc Interv．2012，5（6）：756-62.

3. Mizoguchi H，Ogawa A，Munemasa M，Mikouchi H，Matsubara H．Refned balloon pulmonary angioplasty for inoperable patients with chronic thromboembolic pulmonary hypertension．Circ Cardiovasc Interv．2012，5（6）：748-55.

4. Inami T，Kataoka M，et al．Pulmonary edema predictive scoring index（PEPSI），a new index to predict risk of reperfusion pulmonary edema and improvement of hemodynamics in percutaneous transluminal pulmonary angioplasty．JACC Cardiovasc Interv．2013，6（7）：725-36.

5. Szymon D，Kurzyna M，Pietura R，Torbicki A．Balloon pulmonary angioplasty for inoperable chronic thromboembolic pulmonary hypertension．Kardiol Pol．2013，71（12）：1331.

6. Brenot P，Jaïs X，et al. French experience of balloon pulmonary angioplasty for chronic thromboembolic pulmonary hypertension. Eur Respir J. 2019，53（5）：1802095.

7. Olsson KM，Wiedenroth CB，et al. Balloon pulmonary angioplasty for inoperable chronic thromboembolic pulmonary hypertension：the initial German experience. Eur Respir J. 2017，49（6）：1602409.

8. Anand V，Frantz RP，et al. Balloon pulmonary angioplasty for chronic thromboembolic pulmonary hypertension：initial single-center experience. Mayo Clin Proc Innov Qual Outcomes. 2019，3（3）：311-8.

9. Hoole SP，Coghlan JG，et al. Balloon pulmonary angioplasty for inoperable chronic thromboembolic pulmonary hypertension：the UK experience. Open Heart. 2020，7（1）：e001144.

10. Andreassen AK，Ragnarsson A，Gude E，Geiran O，Andersen R. Balloon pulmonary angioplasty in patients with inoperable chronic thromboembolic pulmonary hypertension. Heart. 2013，99（19）：1415-20.

11. Godinas L，Bonne L，et al. Balloon pulmonary angioplasty for the treatment of nonoperable chronic thromboembolic pulmonary hypertension：singlecenter experience with low initial complication rate. J Vasc Interv Radiol. 2019，30（8）：1265-72.

12. Hinrichs JB，Marquardt S，et al. Comparison of C-arm computed tomography and digital subtraction angiography in patients with chronic thromboembolic pulmonary hypertension. Cardiovasc Intervent Radiol. 2016，39（1）：53-63.

13. Maschke SK，Hinrichs JB，et al. C-arm computed tomography（CACT）-guided balloon pulmonary angioplasty（BPA）：evaluation of patient safety and peri-and post-procedural complications. Eur Radiol. 2019，29（3）：1276-84.

14. Nagayoshi S，Fujii S，Nakajima T，Muto M. Intravenous ultrasound-guided balloon pulmonary angioplasty in the treatment of totally occluded chronic thromboembolic pulmonary hypertension. EuroIntervention. 2018，14（2）：234-5.

15. Lin JL，Chen HM，et al. Application of DynaCT angiographic reconstruction in balloon pulmonary angioplasty. Eur Radiol. 2020，30（12）：6950-7.

16. Roik M，Wretowski D，et al. Refned balloon pulmonary angioplasty driven by combined assessment of intra-arterial anatomy and physiology-multimodal approach to treated lesions in patients with non-operable distal chronic thromboembolic pulmonary hypertension—technique，safety，and effcacy of 50 consecutive angioplasties. Int J Cardiol. 2016，203：228-35.

17. Hinrichs JB，Renne J，et al. Balloon pulmonary angioplasty：applicability of C-arm CT for procedure guidance. Eur Radiol. 2016，26（11）：4064-71.

18. Maschke SK，Winther HMB，et al. Evaluation of a newly developed 2D parametric parenchymal blood fow technique with an automated vessel suppression algorithm in patients with chronic thromboembolic pulmonary hypertension undergoing balloon pulmonary angioplasty. Clin Radiol. 2019，74（6）：437-44.

19. Kim NH, Delcroix M, et al. Chronic thromboembolic pulmonary hypertension. Eur Respir J. 2019, 53（1）: 1801915.

20. Ikeda N, Kubota S, et al. The predictors of complications in balloon pulmonary angioplasty for chronic thromboembolic pulmonary hypertension. Catheter Cardiovasc Interv. 2019, 93（6）: e349-56.

21. Kawakami T, Ogawa A, et al. Novel angiographic classifcation of each vascular lesion in chronic thromboembolic pulmonary hypertension based on selective angiogram and results of balloon pulmonary angioplasty. Circ Cardiovasc Interv. 2016, 9（10）: e003318.

22. Kurzyna M, Darocha S, et al. Changing the strategy of balloon pulmonary angioplasty resulted in a reduced complication rate in patients with chronic thromboembolic pulmonary hypertension. A single center European experience. Kardiol Pol. 2017, 75（7）: 645-54.

第13章　从临床与介入视角看慢性血栓栓塞性肺动脉高压和慢性血栓栓塞性肺疾病

13.1　慢性血栓栓塞性肺疾病的定义

慢性血栓栓塞性肺疾病（CTEPD）的特点是经过至少3个月的充分抗凝治疗后，存在类似于慢性血栓栓塞性肺动脉高压（CTEPH）的症状和灌注缺损，但静息状态下没有肺动脉高压（PH）。目前欧洲心脏病学会（ESC）和欧洲呼吸学会（ERS）指南将CTEPH定义为存在毛细血管前PH［平均肺动脉压力（mPAP）≥25mmHg以及肺动脉楔压（PAWP）≤15mmHg］，并伴有肺通气/灌注显像的不匹配，以及在多排计算机断层扫描（CT）血管造影、磁共振成像或肺血管造影存在特定征象，如环状狭窄、网状/裂隙、管壁不规则和慢性完全闭塞。最近，第六届世界PH研讨会提出PH新的阈值（mPAP＞20mmHg），毛细血管前PH被定义为mPAP＞20mmHg，且PAWP≤15mmHg，同时肺血管阻力（PVR）≥3WU。CTEPH和CTEPD的新定义的结果尚未确定。值得注意的是，对于灌注缺损和mPAP轻度升高（20～24mmHg）的患者，PVR通常＞3WU。因此，mPAP为20mmHg似乎表明第4类PH患者存在显著的肺血管疾病。最近，在第六届世界PH研讨会上，CTEPH专家组提出了一个初步的、全面的CTEPD定义（表13.1）。

表13.1　CTEPH与CTEPD的比较

诊断标准	CTEPH	CTEPD
症状	劳力性呼吸困难	劳力性呼吸困难
PH	静息状态存在	静息状态不存在
运动性RHC		P/Q斜率＞3mmHg/（L·min）
V/Q显像	不匹配	不匹配
血管CT成像	CTEPH的典型表现	CTEPH的典型表现
CPET		排除通气限制和条件不良
经胸超声心动图		排除左心疾病
抗凝治疗	≥3个月	≥3个月

注：CPET.心肺运动试验。CT.计算机断层扫描。CTEPH.慢性血栓栓塞性肺动脉高压。PH.肺动脉高压。P/Q.压力/流量。RHC.右心导管。V/Q.通气/灌注。

13.2　CTEPD的流行病学

　　与急性肺栓塞（PE）一样，在肺血管病临床工作中CTEPD越来越常见，由于最新的ESC/ERS发布的PE指南引起临床的广泛关注，这一患病人群也将逐步增加。事实上，根据这些指南，所有患急性PE且存活下来的患者应在3～6个月内接受系统的随访评估，以检测是否存在呼吸困难或功能受限。这意味着有相当多的患者存在医疗服务的需求，因为经过充分治疗的急性PE患者在之后的6个月至3年内，超过半数的患者主诉有呼吸困难和身体活动能力下降。呼吸困难和耐力下降并不是被报道的唯一症状，Dzikowska-Diduch等人的研究发现在845例急性PE幸存患者中，65%的患者报道了明显的功能受限，其中33%存在劳力性呼吸困难，12%存在劳力性心绞痛，6%存在心悸，49%存在运动耐力下降。预测急性PE后劳力性呼吸困难的因素有高龄、心肺合并症、高身体质量指数（BMI）、吸烟史、肺动脉收缩压（sPAP）升高、确诊时右心室功能障碍以及出院时残存肺血管阻塞。预测1年后心肺运动试验（CPET）峰值摄氧量（VO_2）下降的因素有：男性、高龄、高BMI、现在或既往吸烟、1个月时的VO_2预计占比＜80%以及1个月时6分钟步行距离（6MWD）减少。随着时间的推移，运动能力和生活质量下降的预测因素包括女性、高BMI、肺部疾病史、sPAP升高和CT扫描发现主肺动脉直径增宽。

需要注意的是，在诊断急性PE后的6～12个月，70%～85%的患者血栓完全溶解，其余绝大多数患者部分溶解。血栓较大且位置较集中、年龄较大、在诊断肺栓塞前长时间存在症状以及静脉血栓栓塞症（VTE）病史与血栓溶解程度较低相关。

总体而言，这些研究结果表明，肌肉功能失调，特别是同时合并超重以及心肺合并症，是造成急性PE后常常出现呼吸困难和运动受限的主要原因，而不仅由于残留的血栓或持续进展的PH和右心室功能障碍。事实上，根据Dzikowska-Diduch等人的研究，急性PE后症状持续存在的原因是左心室舒张功能障碍（34.2%）、慢性阻塞性肺疾病（9.3%）、冠状动脉疾病（6.9%）、左心室射血分数降低（6.9%）、心房颤动（6.9%）和左心室瓣膜病（6.2%），只有8.4%（占所有存活患者的4.5%）的患者最终被诊断为CTEPH，3.3%被诊断为CTEPD。

鉴于这些研究，经胸超声心动图被认为是肺栓塞患者随访的一线评估手段（因为它能够评估右心室功能损害的程度，并且可评估是否出现左心疾病），对于存在呼吸困难和/或身体活动力下降的患者，抑或是有CTEPH风险因素的患者，也应进行超声心动图评估PH的可能性（也可能是CTEPH）。超声心动图高度怀疑PH可能的患者，或中等概率，但同时合并N末端脑钠肽前体（NT-proBNP）水平升高、CTEPH的危险因素或CPET结果异常，均应进行肺通气/灌注（V/Q）显像，以评估是否存在不匹配的灌注缺损，必要时转诊至肺动脉高压专科中心作进一步诊断。

13.3　CTEPD的病理生理学：心肺运动及血流动力学特征

对急性PE后CTEPD的病理生理过程还不完全了解。可以肯定的是，在急性PE后，一个或多个栓子纤溶失败，导致肺血管床的慢性阻塞，但这个过程可能不是那么简单。为什么有些患者会发展成PH，而有些则不会，原因可能是后者的闭塞节段的数量不足以影响静息状态下的血管阻力，且未发生继发性血管病变。继发性血管病变具有如下特征，CTEPH患者阻塞部位单一，但肺动脉内膜剥脱术（PEA）没有使PH完全缓解。总之，血管病变进展的诱因主要是与血管阻塞的程度有关，还是与PH易感有关，目前还尚未定论。因此，了解病理生理学对于早期发现CTEPD及其可能发展为CTEPH仍然具有重要意义。

根据CTEPD的定义，静止状态下的血流动力学指标在正常范围内。主要有效的检查是可以分析身体活动时肺循环病理生理学的CPET和运动性右心导管检查。接下来对这两种技术在PH患者中的操作和应用方面进行了回顾。

Claeys等人对14名CTEPD患者与13名健康志愿者进行了比较评估，以了解持续性PE患者运动能力的限制因素。与对照组相比，CTEPD患者在CPET中的表现较差（峰值VO_2、峰值功率、峰值心率和峰值呼吸交换率更低），右心室对运动适应性不同，右心室舒张末期和收缩末期容积不随运动而下降，每搏输出量和右心室射血分数较低，并且在整个运动期间增加较少。在静息状态下，右心室收缩能力较高，但在基线和峰值运动时，右心室收缩储备较低，肺动脉顺应性较低。此外，与无效腔通气量相比，峰值VO_2似乎与右心室收缩储备、心输出量、mPAP/心输出量（P/Q）斜率和分钟通气量/二氧化碳产生量（VE/VCO_2）更加密切相关。这些研究表明，CTEPD患者的肺血管负荷有轻微增加，可通过提高右心室收缩能力（以维持心室-动脉耦联）在静息状态下代偿，但在运动状态时无法完全代偿，这可以部分解释CTEPD患者的症状。这也可从隐匿性右心室功能障碍推导，通过心室-动脉耦联分析我们发现：具有较低心室-动脉耦联的CTEPD患者具有较高的VE/VCO_2斜率，并且具有压力-容积环形态的"左心室化"。CTEPD患者在收缩射血期间右心室压力持续升高，类似于CTEPH患者肺动脉瓣开放后早期阻力较高和动脉顺应性较低（右室收缩末期压力＞肺动脉瓣打开时的右室压），这与健康受试者不同，后者在收缩期间压力迅速消散，射血进入顺应性较好的肺循环（右室收缩末期压力＜肺动脉瓣打开时的右室压）。

Van Kan等人证实CTEPD患者的VE/VCO_2增加，但他们也观察到运动时无效腔通气的非生理性增加，特别是在P/Q斜率陡峭和肺动脉顺应性较低的患者。9名在运动峰值时mPAP＞30mmHg的患者接受了PEA，之后峰值运动负荷和VO_2增加，无效腔通气量减少，VE/VCO_2转为正常。因此，尽管各研究之间存在差异，但可以假设慢性血栓确实像急性血栓一样影响气体交换：血管闭塞会限制肺泡的灌注，导致通气/灌注不匹配和通气效率低下，这在运动中更为明显。

无论如何，与CTEPD患者相比，CTEPH患者的无效腔通气量要高得多，并且无效腔通气量已被认为是独立于近端血栓负荷的PE患者静息状态时PH的预测因子。

关于血流动力学特征，Guth等人评估了12名CTEPD患者在PEA术前和1年后的运动状态下的血流动力学。9名患者的P/Q斜率＞3WU，除了其中1名患者PAWP升高，其他患者在PEA后P/Q斜率均下降到3WU以下，峰值运动负荷和VO_2、VE/VCO_2、脉氧以及症状均有明显改善。从病理生理学的角度来看，P/Q斜率陡峭是由于肺血管床的扩张能力降低，作为适应运动而出现的每搏量增加的机制。肺动脉顺应性（定义为每搏量/脉压）降低决定了右室后负荷的增加，从而导致每搏量减少（以及代偿性变时性反应增加）和脉压增加，mPAP（定义为舒张期肺动脉压力＋1/3脉压）也随之升高。

另一个需要考虑的是肺动脉血栓的定位：近端与远端病变患者的肺动脉前向血流阻力可能明显不同，近端肺血管阻塞对右心室后负荷的影响更大。因此，区分血管CT上的近端血栓和核素显像上的更远端阻塞可能对确定CTEPD的血流动力学影响及其对右心室功能和症状的影响很重要。

13.4　CTEPD成像

急性栓子的不完全溶解和再通导致血栓分层，形成与血管平行的单条血栓或多条血栓形成复杂的网状结构，以及血管完全闭塞。虽然肺血管CT已经几乎取代了V/Q显像来诊断急性PE，但V/Q显像仍然是诊断CTEPD中的参考成像。事实上，即使存在慢性肺部疾病或其他影响通气和/或灌注的合并症，或在非闭塞性血栓的情况下，其准确性受到限制，对病情估计不足，但V/Q显像结果正常可以排除CTEPD，其敏感性为90%～100%，特异性为94%～100%。在CTEPD中应用血管CT的主要问题是，它必须由经验丰富的心胸放射科医生来阅片，因为它在许多低剂量CT中的诊断准确性较低，敏感性和特异性分别为76%和96%。最近一项研究表明，V/Q显像和血管CT的敏感性、特异性和准确性都在90%以上，但在节段性水平上，V/Q显像比血管CT更敏感（85%，67%），但特异性较差（42%，60%）。总之，血管CT是判断血栓负担程度和指导治疗决策的基础。较理想的情况是，某种最佳的技术能够评估肺动脉树，并同时能可靠地评估肺灌注情况，血管双能量CT（DECT）和减影碘图成像可能是可以取得良好效果的方案。最近，DECT中小规模的研究显示，其诊断准确性与V/Q显像相似，目前正在进行的另一项研究评估CT肺部减影碘图与V/Q显像和血管CT的诊断性能。

13.5　治疗

13.5.1　抗凝

根据目前ESC/ERS的PH指南，CTEPH的抗凝治疗是按照1级建议进行的。有学者从这些指南中推断出CTEPD也可以采用延长抗凝的方法。然而，当CTEPD是在与暂时性的危险因素、不确定因素相关的急性PE之后被诊断出来的时候，延长抗凝可能不适用，而且会缺乏明确的抗凝指征。关于抗凝剂的选择，值得注意的是Bunclark等人的研究，与急性PE中直接口服抗凝剂（DOACs）的研究不同，他们在PEA后招募了1000名患者，PEA后的功能和血流动力学结果似乎不受抗凝剂选择的影响，在这种慢性情况下出血事件发生率相似。与维生素K拮抗剂治疗的患者相比，接受DOACs治疗的患者VTE复发率明显更高。因此，即使在CTEPD患者中选择最佳类型和最佳剂量的抗凝剂也是有问题的，特别是在急性PE事件几个月后，因为相关循证证据很少。

13.5.2　肺动脉内膜剥脱术（PEA）

目前还没有对CTEPD患者进行PEA的对照试验，我们今天所知道的只是来自队列研究，尤其是以下一些研究。

Swietlik等人研究发现，34例CTEPD患者中，6例有症状的患者接受了手术治疗，其余患者进行了1年的随访。手术患者的血流动力学、症状和功能得到改善，无一人死亡；相反，非手术治疗的患者仍有症状，但临床和客观指标上稳定，其中2人死于恶性肿瘤。

Van Kan等人研究发现，9例有症状的CTEPD患者行PEA后，峰值运动负荷和VO_2增加，无效腔通气量降低，VE/VCO_2恢复正常。术后无死亡患者，术后无特殊情况发生。

Guth等人研究发现，12例有症状的CTEPD患者接受了PEA，P/Q斜率显著降低，峰值运动负荷、VO_2、VE/VCO_2、脉氧和症状得到改善。所有患者均顺利度过围手术期，但有3例出现并发症：1例尿路感染，1例房颤，1例术后癫痫发作，需行气管切开。

Donahoe等人研究发现，14名有症状的CTEPD患者在PEA后，mPAP、总肺阻力和症状均有显著改善。围手术期死亡率为0，并发症2例（肺炎、气管切开）。在这个病例中，保守治疗的1例CTEPD患者最终进展为CTEPH，需要进行肺移植，这表明尽管潜在的风险很小，但还是有可能发生。

Yıldızeli等人研究发现，23例有症状的CTEPD患者接受了PEA治疗，mPAP、PVR、症状和6MWD均有显著改善。术后6例发生并发症：2例室上性心律失常需要复律，1例呼吸机脱机困难需要气管切开，1例心脏压塞，1例急性肾损伤需要血液透析，1例一过性声带麻痹。2例患者出院后死亡（1例死于心肌梗死，1例死于猝死）。

Taboada等人研究发现，42例有症状的CTEPD患者接受了PEA，mPAP、PVR、症状和6MWD均有显著改善。无住院死亡，但有17例出现严重并发症：3例因心脏压塞、血胸和室上性心动过速并低心排量而再次手术，4例气胸，6例硬膜下小血肿，3例再次插管，1例气管切开。出院后死亡2例：1例PE复发，1例猝死。

13.5.3　球囊肺血管成形术（BPA）

目前还没有对CTEPD患者进行BPA的对照试验，我们今天所知道的只来自队列研究，值得一提的是2个病例系列报道。

Wiedenroth等人研究发现，10名有症状的CTEPD患者接受了BPA治疗，肺动脉顺应性、肺静脉阻力和症状均有显著改善。随访期内无患者死亡，有一例患者肺血管导丝穿孔，并有轻微咯血，不需要干预。

Inami等人研究发现，15名有症状的CTEPD患者接受了BPA治疗，mPAP、PVR和6MWD均有显著改善。6例BPA术后患者的运动血流动力学显示，所有患者在运动高峰时的mPAP和PVR均显著降低，P/Q平均斜率均显著降低，P/Q斜率均<3WU。CPET组VE/VCO$_2$斜率明显改善。没有患者在随访期内死亡，在整个疗程中没有发生再灌注肺水肿或肺损伤。

关于CTEPD的手术和介入治疗，尽管已发表的病例报道提示症状、运动能力以及血流动力学特征有所改善，但一些关键问题仍未解决，特别是：①急性PE后持续呼吸困难的原因是由于血栓栓塞还是因为合并疾病的比例未明确；②CTEPD的自然疾病史，以及随访中出现CTEPH的占比或出现更高的事件发生率；③在Sham对照研究中，手术/介入治疗在改变CTEPD的自然病史或改善症状方面的作用。

鉴于这些考虑，对PEA和BPA在内的所有干预都应在仔细平衡利益和风险之后才能实施。事实上，在CTEPD患者中，PEA似乎具有非常低的住院死亡率，但高达30%～40%的患者可能会经历并发症。BPA是一个复杂、漫长的过程，与大量的辐射暴露和不可忽视的并发症相关，并且在没有PH的患者中的低手术并发症率还须在足够规模的人群中证明。目前，CTEPD患者迫切需要临床医师更好地了解他们的疾病，以便相应地给予最佳的管理和治疗。到目前为止，CTEPH治疗指南不应适用于CTEPD。

（译者　罗　勤）

参 考 文 献

1. Kim NH, Delcroix M, Jais X, Madani MM, Matsubara H, Mayer E, Ogo T, Tapson VF, Ghofrani HA, Jenkins DP. Chronic thromboembolic pulmonary hypertension. Eur Respir J. 2019，53：1801915.

2. Delcroix M, Torbicki A, Gopalan D, Sitbon O, Klok FA, Lang I, Jenkins D, Kim NH, Humbert M, Jais X, Noordegraaf AV, Pepke-Zaba J, Brénot P, Dorfmuller P, Fadel E, Ghofrani H-A, Hoeper MM, Jansa P, Madani M, Matsubara H, Ogo T, Grünig E, D'Armini A,

Galie N, Meyer B, Corkery P, Meszaros G, Mayer E, Simonneau G. ERS statement on chronic thromboembolic pulmonary hypertension. Eur Respir J. 2020, 57: 2002828.

3. Galiè N, Humbert M, Vachiery J-L, Gibbs S, Lang I, Torbicki A, Simonneau G, Peacock A, Vonk Noordegraaf A, Beghetti M, Ghofrani A, Gomez Sanchez MA, Hansmann G, Klepetko W, Lancellotti P, Matucci M, McDonagh T, Pierard LA, Trindade PT, Zompatori M, Hoeper M, Vachiéry J-L, Gibbs S, Lang I, Torbicki A, Simonneau G, Peacock A, Vonk-Noordegraaf A, Beghetti M, Ghofrani A, Gomez Sanchez MA, Hansmann G, Klepetko W, Lancellotti P, Matucci M, McDonagh T, Pierard LA, Trindade PT, Zompatori M, Hoeper M, Vachiery J-L, Gibbs S, Lang I, Torbicki A, Simonneau G, Peacock A, Vonk Noordegraaf A, Beghetti M, Ghofrani A, Gomez Sanchez MA, Hansmann G, Klepetko W, Lancellotti P, Matucci M, McDonagh T, Pierard LA, Trindade PT, Zompatori M, Hoeper M. 2015 ESC/ERS guidelines for the diagnosis and treatment of pulmonary hypertension. Eur Heart J. 2015, 37: 67-119.

4. Simonneau G, Montani D, Celermajer DS, Denton CP, Gatzoulis MA, Krowka M, Williams PG, Souza R. Haemodynamic defnitions and updated clinical classifcation of pulmonary hypertension. Eur Respir J. 2019, 53: 1801913.

5. Pepke-Zaba J, Delcroix M, Lang I, Mayer E, Jansa P, Ambroz D, Treacy C, D'Armini AM, Morsolini M, Snijder R, Bresser P, Torbicki A, Kristensen B, Lewczuk J, Simkova I, Barberà JA, De Perrot M, Hoeper MM, Gaine S, Speich R, Gomez-Sanchez MA, Kovacs G, Hamid AM, Jaïs X, Simonneau G. Chronic thromboembolic pulmonary hypertension (CTEPH): results from an international prospective registry. Circulation. 2011, 124: 1973-81.

6. Konstantinides SV, Meyer G, Becattini C, Bueno H, Geersing G-J, Harjola V-P, Huisman MV, Humbert M, Jennings CS, Jiménez D, Kucher N, Lang IM, Lankeit M, Lorusso R, Mazzolai L, Meneveau N, Ní Áinle F, Prandoni P, Pruszczyk P, Righini M, Torbicki A, Van Belle E, Zamorano JL, ESC Scientifc Document Group. 2019 ESC guidelines for the diagnosis and management of acute pulmonary embolism developed in collaboration with the European Respiratory Society (ERS). Eur Heart J. 2020, 41: 543-603.

7. Dzikowska-Diduch O, Kostrubiec M, Kurnicka K, Lichodziejewska B, Pacho S, Miroszewska A, Bródka K, Skowrońska M, Łabyk A, Roik M, Gołębiowski M, Pruszczyk P. The post-pulmonary syndrome-results of echocardiographic driven follow up after acute pulmonary embolism. Thromb Res. 2020, 186: 30-5.

8. Kahn SR, Hirsch AM, Akaberi A, Hernandez P, Anderson DR, Wells PS, Rodger MA, Solymoss S, Kovacs MJ, Rudski L, Shimony A, Dennie C, Rush C, Geerts WH, Aaron SD, Granton JT. Functional and exercise limitations after a frst episode of pulmonaryembolism: results of the ELOPE prospective cohort study. Chest. 2017, 151: 1058-68.

9. Kahn SR, Akaberi A, Granton JT, Anderson DR, Wells PS, Rodger MA, Solymoss

S，Kovacs MJ，Rudski L，Shimony A，Dennie C，Rush C，Hernandez P，Aaron SD，Hirsch AM. Quality of life，dyspnea，and functional exercise capacity following a frst episode of pulmonary embolism: results of the ELOPE cohort study. Am J Med. 2017，130: 990.

10. Klok FA，van der Hulle T，den Exter PL，Lankeit M，Huisman MV，Konstantinides S. The post-PE syndrome: a new concept for chronic complications of pulmonary embolism. Blood Rev. 2014，28: 221-6.

11. Frost A，Badesch D，Gibbs JSR，Gopalan D，Khanna D，Manes A，Oudiz R，Satoh T，Torres F，Torbicki A. Diagnosis of pulmonary hypertension. Eur Respir J. 2019，53: 1801904.

12. Claeys M，Claessen G，La Gerche A，Petit T，Belge C，Meyns B，Bogaert J，Willems R，Claus P，Delcroix M. Impaired cardiac reserve and abnormal vascular load limit exercise capacity in chronic thromboembolic disease. JACC Cardiovasc Imaging. 2019，12: 1444-56.

13. Axell RG，Messer SJ，White PA，McCabe C，Priest A，Statopoulou T，Drozdzynska M，Viscasillas J，Hinchy EC，Hampton-Till J，Alibhai HI，Morrell N，PepkeZaba J，Large SR，Hoole SP. Ventriculo-arterial coupling detects occult RV dysfunction in chronic thromboembolic pulmonary vascular disease. Physiol Rep. 2017，5（7）: e13227.

14. McCabe C，White PA，Hoole SP，Axell RG，Priest AN，Gopalan D，Taboada D，Ross RM，Morrell NW，Shapiro LM，Pepke-Zaba J. Right ventricular dysfunction in chronic thromboembolic obstruction of the pulmonary artery: a pressure-volume study using the conductance catheter. J Appl Physiol. 2014，116: 355-63.

15. van Kan C，van der Plas MN，Reesink HJ，van Steenwijk RP，Kloek JJ，Tepaske R，Bonta PI，Bresser P. Hemodynamic and ventilatory responses during exercise in chronic thromboembolic disease. J Thorac Cardiovasc Surg. 2016，152: 763-71.

16. McCabe C，Deboeck G，Harvey I，Ross RM，Gopalan D，Screaton N，Pepke-Zaba J. Ineffcient exercise gas exchange identifes pulmonary hypertension in chronic thromboembolic obstruction following pulmonary embolism. Thromb Res. 2013，132: 659-65.

17. Guth S，Wiedenroth CB，Rieth A，Richter MJ，Gruenig E，Ghofrani HA，Arlt M，Liebetrau C，Prüfer D，Rolf A，Hamm CW，Mayer E. Exercise right heart catheterisation before and after pulmonary endarterectomy in patients with chronic thromboembolic disease. Eur Respir J. 2018，52: 1800458.

18. McCabe C，Dimopoulos K，Pitcher A，Orchard E，Price LC，Kempny A，Wort SJ. Chronic thromboembolic disease following pulmonary embolism: time for a fresh look at old clot. Eur Respir J. 2020，55: 1901934.

19. Dong C，Zhou M，Liu D，Long X，Guo T，Kong X. Diagnostic accuracy of computed tomography for chronic thromboembolic pulmonary hypertension: a systematic review and meta-analysis. PLoS One. 2015，10（4）: e0126985.

20. Wang M, Wu D, Ma R, Zhang Z, Zhang H, Han K, Xiong C, Wang L, Fang W. Comparison of V/Q SPECT and CT angiography for the diagnosis of chronic thromboembolic pulmonary hypertension. Radiology. 2020, 296: 420-9.

21. Haramati A, Haramati LB. Imaging of chronic thromboembolic disease. Lung. 2020, 198: 245-55.

22. Shahin Y, Johns C, Karunasaagarar K, Kiely DG, Swift AJ. IodiNe subtraction mapping in the diagnosis of pulmonary chronIc thRomboEmbolic disease (INSPIRE): rationale and methodology of a crosssectional observational diagnostic study. Contemp Clin Trials Commun. 2019, 15: 1004172.

23. Bunclark K, Newnham M, Chiu Y-D, Ruggiero A, Villar SS, Cannon JE, Coghlan G, Corris PA, Howard L, Jenkins D, Johnson M, Kiely DG, Ng C, Screaton N, Sheares K, Taboada D, Tsui S, Wort SJ, Pepke-Zaba J, Toshner M. A multicenter study of anticoagulation in operable chronic thromboembolic pulmonary hypertension. J Thromb Haemostasis. 2020, 18: 114-22.

24. Swietlik EM, Ruggiero A, Fletcher AJ, Taboada D, Knightbridge E, Harlow L, Harvey I, Screaton N, Cannon JE, Sheares KKK, Ng C, Jenkins DP, PepkeZaba J, Toshner MR. Eur Respir J. 2019, 53: 1801787. https://doi.org/10.1183/13993003.01787-2018.

25. Donahoe L, Vanderlaan R, Thenganatt J, McRae K, Bykova A, Moric J, Granton J, de Perrot M. Symptoms are more useful than echocardiography in patient selection for pulmonary endarterectomy. Ann Thorac Surg. 2017, 104: 1179-85.

26. Yıldızeli ŞO, Kepez A, Taş S, Yanartaş M, Durusoy AF, Erkılınç A, Mutlu B, Kaymaz C, Sunar H, Yıldızeli B. Pulmonary endarterectomy for patients with chronic thromboembolic disease. Anatol J Cardiol. 2018, 19: 273-8.

27. Taboada D, Pepke-Zaba J, Jenkins DP, Berman M, Treacy CM, Cannon JE, Toshner M, Dunning JJ, Ng C, Tsui SS, Sheares KK. Outcome of pulmonary endarterectomy in symptomatic chronic thromboembolic disease. Eur Respir J. 2014, 44: 1635-45.

28. Wiedenroth CB, Olsson KM, Guth S, Breithecker A, Haas M, Kamp JC, Fuge J, Hinrichs JB, Roller F, Hamm CW, Mayer E, Ghofrani HA, Meyer BC, Liebetrau C. Balloon pulmonary angioplasty for inoperable patients with chronic thromboembolic disease. Pulmonary Circ. 2018, 8 (1): 1-6.

29. Inami T, Kataoka M, Kikuchi H, Goda A, Satoh T. Balloon pulmonary angioplasty for symptomatic chronic thromboembolic disease without pulmonary hypertension at rest. Int J Cardiol. 2019, 289: 116-8.

30. Coghlan JG. Balloon pulmonary angioplasty: does it have a role in CTED? Pulmonary Circ. 2018, 8 (1): 2045893218754887.